中国家庭必备书，专为现代父母编写

父母是孩子最好的医生

壹

杨 莉 编著

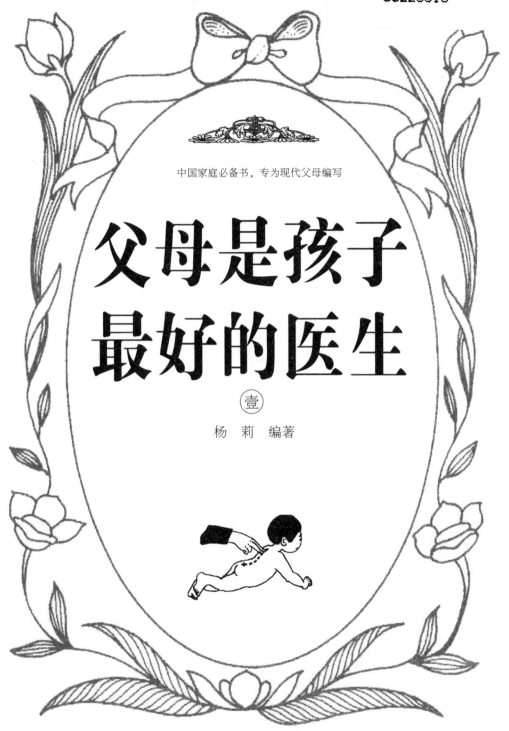

江西科学技术出版社

图书在版编目（CIP）数据

父母是孩子最好的医生 / 杨莉编著 .-- 南昌 : 江西科学技术出版社，
2015.7

ISBN 978-7-5390-5366-0

Ⅰ .①父…　Ⅱ .①杨…　Ⅲ .①儿童—保健　Ⅳ .① R179

中国版本图书馆 CIP 数据核字（2015）第 167446 号

国际互联网（Internet）地址：

http://www.jxkjcbs.com

选题序号：ZK2015097

图书代码：D15065-101

父母是孩子最好的医生　　　　　　　　　　　　　　　　杨　莉　编著

出版 发行	江西科学技术出版社
社址	南昌市蓼洲街 2 号附 1 号
	邮编：330009　电话：（0791）86623491　86639342（传真）
印刷	北京海德伟业印务有限公司
经销	各地新华书店
开本	787mm×1092mm　1/16
字数	600 千字
印张	72
版次	2015 年 9 月第 1 版　2015 年 9 月第 1 次印刷
书号	ISBN 978-7-5390-5366-0
定价	598.00 元（全四册）

赣版权登字 –03-2015-143

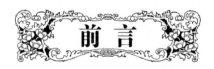

让孩子健康快乐地成长，是普天之下所有父母的心愿。然而，孩子由于免疫机制还不够强大，很容易出现感冒、发烧、腹泻等身体上的不适。孩子生病，没有经验的父母就会急忙带孩子去医院，医院动辄就给孩子吃药、打针、输液，吓得孩子撕心裂肺地哭闹，不但大人孩子都受罪，还容易使孩子心理对此产生恐惧，另外孩子在成长过程中出现的心理异常，如任性叛逆、说谎、自私、不知道如何与小朋友相处等，也常常令父母们发愁，生怕孩子将来的性格有什么严重缺陷，于是到处咨询他人及心理医生。事实上，对于孩子的身心和健康而言，父母才是最好的医生。

中医认为，圣人不治已病治未病，防病重于治病。要想孩子健康强壮，父母必须先懂得健康常识，才能确保孩子体质足够好。孩子出生后，如果父母的喂养方式科学、得当，很多疾病都是可以避免的。而对于小儿常见疾病，父母在家就可以对孩子进行治疗，根本不需要去医院，如你可以轻轻推拿孩子的手指或脊背，煮一碗红糖水，进行简单的物理降温等。诸如此类的中医治疗手段不但有效，对孩子也没有任何副作用。对于高烧、异物卡喉、烧烫伤等紧急情况，更是需要父母第一时间采取急救措施，避免对孩子造成更大的伤害。

另外，孩子的心理与父母有直接的关联，父母的行为习惯、教养方式、态度等都会影响着孩子。在幼儿期、少儿期、青春期等关键时期，每个孩子都会遇到不同的成长问题，需要密切注意孩子的心理异常，及时转变教养方式来应对孩子的心理变化，对此，只有父母才能更好地承担这一任务。

因为父母和孩子相处的机会最多，他们最容易把握孩子情绪上的变化，能够及时发现问题，及时给孩子相应的引导，让孩子重拾快乐。另外，孩子对于心理医生或心理老师通常都会有一种抵触心理，对自己的父母却不会，由父母充当心理医生的角色，可以更快速地深入了解孩子的内心世界。

当然，父母要做孩子最好的医生，就必须了解一定的医学常识和心理知识。不具备这些知识，便不能及早发现孩子身上的问题；不具备这些知识，一个小小的毛病都有可能发展成大毛病。父母掌握的知识越多，孩子的健康就越有保障。为帮助父母更好地承担这一任务，我们编写了《父母是孩子最好的医生》，全面介绍了孩子成长发育、疾病防治、安全保护、心理异常等方面的问题，可使你有足够的信心应对孩子身体、情绪发展过程的每一阶段，让你在照顾孩子时少一点手忙脚乱，少一点焦虑，轻松成为孩子最好的医生。

本书提供了一套适合中国家庭使用的儿童健康护理方案，教父母小心呵护孩子的五脏，用双手疏通孩子的十四大经脉，在季节流转中随时改变养育策略，并用最简单、最直观的中医诊病方法判断孩子的健康状况，传授小儿常见病的家庭防治法，包括食疗、按摩、外敷、急救等各种治疗手段，掌握了这些方法，父母完全可以替代医生，轻松解决感冒发烧、水痘、麻疹、腮腺炎、痢疾、百日咳等小儿常见病，快速处理孩子发生的小伤病如扭伤、割伤、烧烫伤等。同时从多个角度分析孩子的行为，如多动症、社交恐惧症、自虐、厌学等多种小儿心理异常的成因和解决途径，指导父母为孩子营造良好的成长环境，随时关注孩子的心理变化，及时采取恰当的措施，引导孩子化解心理困扰。

书中介绍的方法简单、实用、有效，一学就会，父母掌握了这些方法，就可以从照顾孩子的手忙脚乱的生活中解脱出来，成为优秀的儿童健康护理专家。翻开此书吧，它像一把钥匙打开你的心扉。

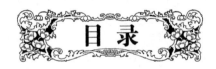

目 录

第1章 父母要牢牢掌握孩子的健康

第2章　想要孩子后天强,父母就要先健康

第1节　巩固孩子先天之本,妈妈要从自己做起 …… 44

第2节　逐月养胎,孕期的每一天都不能大意 …… 71

第3章　做孩子婴幼期最好的护理师,给宝宝最特殊的关爱

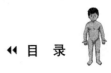

第4章　阴阳协调是孩子的健康根基

父母是孩子最好的医生 ▸▸

第6章　送孩子健康,求药不如用双手

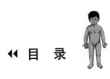

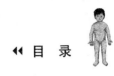

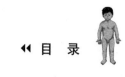

第8章 让孩子在季节流转中茁壮成长

第9章 "察颜观色",孩子有病早知道

第10章 孩子不生病的真谛

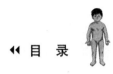

第11章　心病还需心药医,做孩子最体贴的心理医生

第1节　正确的教育方式才能培养出健康的孩子

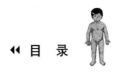

第12章 日常生活好习惯影响孩子一生健康

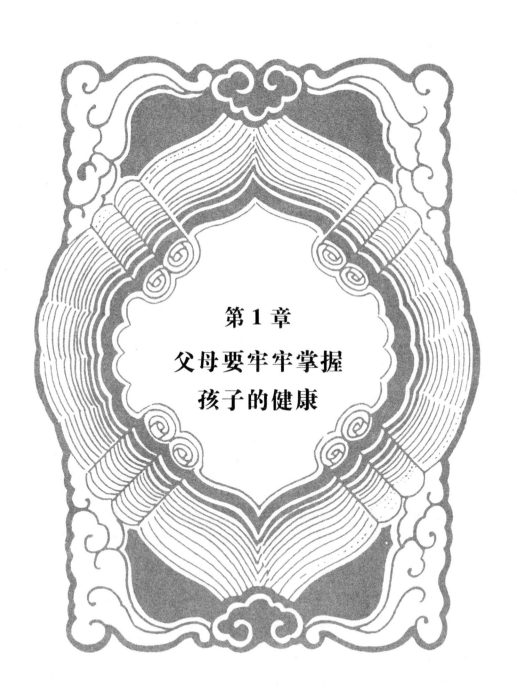

第 1 章

父母要牢牢掌握
孩子的健康

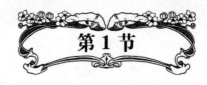

第1节

从小给孩子奠定幸福一生的基石

三岁看老，从小就为孩子的健康储蓄

　　当你有规律地把一个个不起眼的数字一笔笔存入银行，数年后，它会积攒成一个十分可观的数字。健康也一样，看似不经意的一个习惯，只要你持之以恒，数年后，或者数十年后，就会给你带来可观的健康收益。这就是时下流行的说法："把健康存进银行。"

　　那么，身为父母的你应该如何给你的孩子储蓄健康呢？俗话说，"三岁看到老"，其实，孩子小时候的健康状况会影响孩子日后乃至一生的健康。比如，有的人小时候营养不良，长大后就很容易出现视疲劳或患干眼症等疾病。另外，据研究发现，小时候身体较好的孩子，长大后体质也是不错的。据调查，那些特别能熬夜的"夜猫子"，小时候身体都是不错的。而那些看上去病恹恹或者无精打采的人，很多是从小就营养不良，或者因为小时候曾患某种疾病而留下了后遗症。因此，要想让孩子一生健康，父母就要从孩子小时候下工夫。

怎么下工夫呢？是不是很难呢？各位父母此时可能都会产生这样的疑问。事实上，只要你有心，生活中许多细枝末节的事情都可以被利用起来，为你孩子储蓄健康。就在你不经意的举手投足之间，孩子的健康也许就已经悄悄地增值了。

为了辅助各位家长做好孩子健康的储蓄工作，这里我们为大家准备了饮食和运动两种方案，只要将这两者巧妙地结合起来运用，相信你一定可以为你的孩子奠定健康的基石。

1. 吃出健康

"健康是可以吃出来的"，相信这个理论各位家长都不陌生。怎么才能让你的孩子吃出健康呢？医学专家认为，在孩子的健康银行里，"饮食"的蓄种应该有"须食"、"少食"、"禁食"、"良好饮食习惯"等几种。

（1）"须食"是一种营养至上的饮食之道，比如多吃蔬菜、水果、豆制品等。此外，补充钙质和微量元素也是必不可少的。

（2）"少食"和"禁食"是建立在味蕾的痛苦之上的。从某种程度上来说，很多令孩子垂涎欲滴的美食，比如油炸食物、烧烤、西式快餐（肯德基、麦当劳）等，它们非但不能促进孩子的健康，反而有不少的副作用，甚至会危害孩子的健康。

（3）"良好的饮食习惯"也是小投资大收益的储蓄。一些孩子从小就集万千宠爱于一身，养成了挑食、偏食等不良习惯。这些都是父母必须帮助孩子杜绝的。

2. 运动出健康

"生命在于运动",这是古希腊伟大的思想家亚里士多德早在公元前300年就提出的观点,它深刻地揭示出运动对于身体健康所起的重要作用。随着时代的发展,人们也越来越信服这一观点,并且把"生命在于营养,健康在于运动"当做生活真谛。各位家长都很清楚运动锻炼对健康的重要性:一方面,适度的运动可以促进血液循环和新陈代谢,调节和兴奋大脑的神经中枢,增强和提高免疫力;另一方面,运动还可以增加饮食,提高睡眠质量。因此,父母应该多鼓励孩子参加体育运动,不断为健康增值。

父母需悉心呵护孩子的先天之本

什么是孩子的先天之本？其实孩子的先天之本在于母体的健康程度。我们知道，胚胎的生长、发育都依赖于母体的营养供应，所以孕妇的营养状况直接影响胎儿的生长发育。这就好比是一粒种子，只有种在肥沃的土地上才能长出健壮的小树苗，日后也才有可能长成参天大树。否则土壤过于贫瘠，这粒种子也就只能长出细弱无力的小树苗，能不能长大都成问题，说不定还没等到长大，就被大风刮得夭折了。所以，我们说土壤的肥沃与贫瘠决定了种子是否能长成大树，而母体是否康健也决定了孩子是否能够苗壮成长。

相对于人体而言，母体是否"肥沃"说的就是气血是否充足，营养是否全面、均衡。除了那些患有先天性遗传疾病的孩子，绝大多数孩子生下来都是健康的，但却存在着强弱之分，这个强弱之分就是壮苗和弱苗的分别。出生时体重5斤的婴儿与9斤的婴儿相比，在同样的喂养条件下，通常5斤的孩子抵抗力差，容易生病，要比9斤重的孩子难养得多。这就好像一阵大风吹过，那些粗壮的树苗顶多是摇一摇、晃一晃，而那些细弱的树苗就很有可能被吹弯、吹倒，甚至吹折。

因此，孕妇在怀孕期间一定要注意营养。一般来说，造成孕妇营养不良的原因有两个，一是孕妇原本就体弱多病；二是孕妇在怀孕期间妊娠反应过大，经常呕吐、胃口不好、挑食、偏食严重等。孕妇营养不良会直接导致孩子出生后容易感冒、咳嗽、腹泻、便秘等。

既然孕妇自身的身体情况以及营养状况，是决定孩子先天之本的关键因素，那么，作为父母，尤其是母亲一定要把自己的身体照顾好，注重饮食，同时注意怀孕前后应进行适度的运动以增强自身体质，千万不能让孩子输在起跑线上。

育儿小贴士

　　如果说孩子已经先天不足了，那么是不是就没有希望了，一辈子都得在健康上输给别人呢？当然不是。只要父母加强对孩子后天的营养补给和锻炼，其先天的不足还是可以弥补的。但这类孩子的消化功能很弱，最好的方法就是将母亲的气血补足，通过提高母乳的质量来改善、提高孩子的体质。当孩子身体出现不适时，也可以通过母乳的调整治愈孩子的病症，让妈妈健康的奶水保护瘦弱的婴儿健康成长。只要方法得当，这些先天不足的孩子也可以健康快乐地成长。

喂养孩子以弥补先天不足、巩固后天之本

一项关于青少年体质健康的调查显示，近 20 年来，青少年体质持续下降。天津市一项调查显示，学生身体素质甚至降到了 20 年来的最低水平！与此同时，北京市教委等机构在 2008 年 4 月开展的青少年形体测量和测评结果对外公布：八成青少年体形不良，走路时探颈、驼背、窝肩的比率高达 46.1%，另有 17.7% 的人是 X 形腿或 O 形腿。

几组令人揪心的数字，不禁让人们为现在孩子们的健康捏了一把汗，长此下去，作为"早上八九点钟太阳"的他们又怎能挑起国家栋梁的重任？在物质生活水平日益提高的现代，是什么让孩子们的体质变得越来越差？答案很简单：先天不足 + 后天巩固不够。

上文中我们讲到了，孩子的先天体质完全取决于母体的健康状况，一般来说，如果母亲气血足，生出来的孩子体质就好；如果母亲自身体弱多病、胃肠功能差、面黄肌瘦、气血不足，孩子体质就差。

对于先天体质好的孩子，家长只需继续维护即可。而对于那些先天体质差的孩子来说，在起跑线上就已经落后了，如果父母再不通过后天的努力来弥补，那这些孩子就永远不会像先天体质好的孩子那样皮实。为此，我们建议父母在饮食上多下工夫：

1. 努力让孩子吃好。如今，"小胖墩"和"豆芽菜"都在逐年增多。很多人只认为"豆芽菜"是营养不良造成的，其实，"小胖墩"也是营养不良的表现。孩子在 13 岁之前，身体与智力发育快，身高、体重增长迅速，如果因为饮食不合理、偏食造成孩子营养不良，不但

会影响孩子的生长发育，还会影响孩子的智力、情绪和性格，而这些将终生"陪伴"孩子，影响孩子成年后的生存质量。所以，父母要在孩子生长发育过程中，保证孩子饮食合理、均衡。

2. 学会保护和调理孩子的胃、肠。有的孩子尽管被家长非常尽心地照顾着，可还是体弱多病，这种情况多见于先天不足的孩子。这些孩子一生病就吃药，吃药后胃口被破坏了，不愿意吃饭，而不愿意吃饭的孩子抵抗力就会下降，更容易生病，生病后又要吃药。这种反复使孩子的身体陷入了恶性循环，其根本原因是药物破坏了孩子的胃口，影响了胃、肠对食物的消化、吸收，所以家长必须学会保护和调理孩子的胃、肠的方法，这也是保证孩子气血充足、身体强健的重要方面。

3. 了解一些营养知识。为了孩子的健康成长，父母要了解一些营养知识，了解孩子该吃什么、不该吃什么，合理地为孩子安排一日三餐。

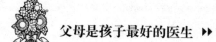

育儿小贴士

一般来说，中医不把人的精神孤立地看待，而是将情绪、性格等看做身体状况的反映。当孩子由于先天不足、后天的喂养不合理，或者是脾胃虚弱等原因，长期消化、吸收不良时，就会造成全身各个脏器的发育不完善及虚弱：心气虚时，不愿意讲话、没精神；肺气虚时，爱哭、忧心忡忡、多愁善感；脾气虚时，肌肉酸懒、不愿活动、情绪抑郁、疑心过重；肝阴虚时，情绪低落、易惊、胆小、目倦神疲、腰膝酸软；肾阳虚时，恐惧、害怕、不敢见生人……这些心理症状在孩子和成人身上都会出现，究其原因都是气血不足和各脏器的功能虚弱、失衡造成的。所以，要想使孩子的身体、心理健康，永远聪明、快乐，家长就一定要知道，孩子在整个生长发育过程中，合理、均衡、全面的营养是最关键、最重要的。

孩子不同年龄段饮食与运动的特效比例

现实生活中，常常听到一些家长抱怨，说孩子只吃青菜不吃肉，只吃肉不吃青菜，或者只喜欢吃而不喜欢运动。其实，孩子偏食是很多父母都有的烦恼。每个人都有饮食偏好，这是很正常的事情。如果孩子有点偏食，讨厌吃青椒、胡萝卜等，父母不必过于介意或强逼孩子吃，那样只会导致孩子更加厌恶，甚至原本爱吃的也都不愿意吃了。至于运动的问题，父母们要循序渐进地培养，千万不要强求孩子，否则你不仅培养不出奥运冠军，还有可能弄巧成拙，影响孩子的健康。

其实，孩子在每个阶段都有其自身的饮食和运动需要，父母们只要掌握好了这一点就能确保孩子拥有一副健康的体魄。

1.0～1岁阶段

孩子从呱呱坠地之日起，就进入了人生的第一阶段，这段时间孩子处于完全依靠父母的状态，因此，做好宝宝的健康培育工作，是父母的首要任务。新父母要学会给孩子喂奶，让孩子吃好人生"第一餐"。到了五六个月的时候，母乳中的营养成分已经不能充分满足孩子的需求，所以这时要给孩子添加辅食。

新生儿还不会自己运动，但是他们生来就有握持的本领，可以经常让宝宝学习握物或握手指，以促使宝宝从被动握物发展到主动抓握，从而促进宝宝双手的灵活性和协调性，这对大脑智慧潜能的开发大有好处。

2. 1～3 岁阶段

1 岁以后，孩子基本上就断奶吃辅食了，和大人一样固定为早、中、晚一日三餐，这时父母要注意改变食物的形态，以适应孩子身体的变化。

此外，孩子一天天长大，好奇心越来越重，也开始由爬到走，四处探索、到处活动。父母此时不必限制、禁止孩子，反倒可以陪孩子玩耍，比如滚皮球，对这一时期的孩子来说，这种程度的运动对健康是有益的。

3. 3～7 岁阶段

这个时期的孩子大都好动，反而不太爱吃饭，父母即便着急，也不能强迫孩子进食。一定要给孩子一个开心、愉快的氛围，让其保持愉快的进餐心情。另外，这一时期的孩子对零食的兴趣远远胜过正餐，父母一定要严格控制孩子吃零食，最关键的是父母自己要做到少吃或不吃零食，大人不买，孩子自然就吃不到。

当然，这段时期父母应该适当培养孩子的运动兴趣，比如可以带孩子去学习游泳，教孩子骑儿童自行车等。总之，在孩子年龄和身体状况都能接受的范围内，父母可以积极鼓励孩子参加体育运动。当然，安全问题也是必须考量的。

4. 7～13 岁阶段

这个时期，孩子正是长个头的时候，父母一定要注意让孩子合理地饮食、适时地运动。

一般来说，一些含钙量高的食物如鱼、菠菜、牛奶、乳制品等食物，对孩子的生长发育是有益的。孩子的饮食一定要均衡，不能过多摄取肉食，要合理搭配蔬菜。过多摄取肉食会使孩子变得肥胖，给骨关节带来过大的压力，不仅运动起来不方便，也可能使孩子的性激素分泌时间提前，影响孩子正常生长。

运动不但能带给孩子强健的体魄、增强孩子的智力，而且能产生大量的成长激素，促进孩子的身高增长。所以，父母不能为了学习原因剥夺孩子锻炼、玩耍的时间。

总而言之，孩子在不同的年龄段都有其自身对于饮食与运动的需求，父母在掌握好正确比例的情况下，一定可以让孩子健康茁壮地成长。

父母要重视孩子的早期心理教育

健康分为生理健康和心理健康两个方面，13 岁以下的孩子缺乏自理能力，孩子的健康几乎完全掌握在父母手里，所以父母不但要注重孩子的身体，还要关心其心理健康。研究发现，一个人长大后所选择的道路与其小时候所受的教育有密切的关系。

家庭教育是大多数人的首要教育，人生的很大一部分是在家庭中度过的，家庭因素对孩子的影响是其他因素所不可比拟的，它对孩子个性的塑造、心理的发展和能力的形成起着关键的作用。

让孩子生活在一个拥有良好氛围的家庭里，无论是在身体上还是在心理上，都能让孩子拥有健康。

此外，培养孩子与父母之间的感情很重要，最简单、最直接、最自然的感情联系就是父母与宝宝面对面的活动，足够的情感互动是宝宝智力、道德观以及自我评价的源泉，也是宝宝向更高层次智力迈进的本钱。

比起亲子班、提升宝宝智力的教学软件、教育性的玩具等亲子互动方式，父母与宝宝自然愉悦地相处，让宝宝快乐地感受爱的效果要好得多。

你会发现，哪怕与宝宝的互动再简单，他都会对你微笑，向你传达有关他的信息：他能理解你说话的节奏（认知力、智力）；能协调自己的身体以寻找你（动作发展）；可以通过观察认出你（视觉空间、辨识能力）。

孩子小时候拥有了健康，也就为一生的健康打下了基础。父母是孩子的第一任教师，孩子的身心都掌握在父母手里。

　　身为父母，在孩子成长的过程中一定要用正确的教育方法和喂养方法来保证孩子健康成长。

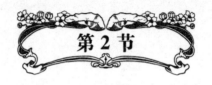

第 2 节

做懂医的好父母——
中医教给父母的育儿智慧

做一个懂医的父母，预防幼儿疾病于未然

　　父母是孩子最亲近的人，孩子有没有生病，父母应该是最清楚的。可是，很多时候，如果孩子出现什么小症状，比如感冒发烧、咳嗽发炎、腹泻拉稀等，父母及其全家人都会紧张不已，一下子慌了手脚、乱了方寸，急急忙忙带着孩子去医院，可在医生那里得到的答案往往是孩子没什么大问题，只是很平常的小毛病，根本用不着全家人劳师动众地跑医院。

　　其实，遇到此类情况，父母先不要紧张，可以先看看孩子的问题出在哪里，然后再视情况考虑需不需要带孩子去医院。

当然，父母要想做到这一点并不容易，先决条件是必须懂医，不懂医的话，就预料不到孩子身体可能存在什么问题，或者孩子身上的小问题会不会发展成大问题，而只能慌慌张张地带着孩子不断地往医院跑。既折腾孩子，父母也会受到生理和心理上的双重煎熬。

中医认为，孩子之所以生病，很大一部分原因在于家长缺乏最基本的医学常识，根本不懂医，所以在孩子发病的早期疏忽了。事实上，孩子的五官表情、大便的颜色以及腹痛、腹泻等症状，都在提醒父母孩子生病了，可是，很多家长根本不明白这些表征是什么意思，又或者根本就没有注意到这些，也就更谈不上帮助孩子采取正确的处理措施了。

因此，各位家长一定要掌握一些医学知识，并且要活学活用，举一反三，否则家长不懂医，孩子生病了就只能乱投医，这样很容易贻误孩子的病情。

望、看、察——全方位掌握孩子的身体状况

有病就要早治疗，这一点是大家公认的，可是早治疗的前提是早发现。怎么才能做到早发现呢？如何提前发现孩子身体的异常呢？方法其实也很简单，家长们只要平时注意观察孩子就可以了，比如说，发现孩子拉肚子，那么就要看看孩子的大便是不是呈水样，有没有黏液、泡沫、奶瓣、血丝什么的，由此来判断孩子腹泻到底是消化不良引起的，还是着凉或感染了痢疾引起的。

如果孩子大便呈水样，可能是着凉了，吃些热的食物，把寒气散掉，大便就会正常；如果大便里有奶瓣，那是消化不良造成的，给他吃点助消化的药就可以了；如果孩子患了痢疾，除了马上送医院及时治疗外，父母还得仔细回想一下自己在喂奶期间有没有吃过什么寒凉和不易消化的东西。若真的有上述问题，应及时地做出调整。

中医认为，"病在内，必形诸于外"，孩子可能说不出来自己到底哪里不舒服，但是疾病会"写"在孩子的脸上。

各位家长可以通过观察孩子的五官颜色，辨别孩子是不是生了什么病，并且进一步区分此病属虚还是属实。

有些年轻的家长可能觉得要做到这样很不容易，其实要掌握这些基本的中医知识也不难，只要细心加用心，多涉猎中医养生书籍，你绝对会发现那比把脉要容易得多。

大家都知道，中医把脉知病不是一天两天就能练就的技能，中医大师们大多有着多年的临床实践经验，加上长期的摸索研究，才有了

分清脉的数、沉、迟、滑、涩的本事，但通过观察孩子的异常状况判断疾病就不一样了，很直观，也很简单，什么样的颜色、症状代表孩子有什么样的疾病，一目了然，所以各位家长只要用心学习，一定能掌握这一方法。

孩子生病后就用中医"君臣佐使"调治法

什么是"君臣佐使"？它是中医开方的方法。

中医看病开方讲究君臣佐使，比如说麻黄汤，麻黄为君药，能发汗；杏仁为臣药，可止咳；桂枝辅佐，以通经络；甘草为使药，在于调和诸药。

在生活中，各位家长在养育孩子的时候，也可以遵循此原理，相信对孩子的健康会大有益处。

中医认为，食疗为君药，外敷治病为臣药，经络按摩为佐药，使药则是父母对孩子的疏导、调节和安慰。所以，一旦孩子生病了，父母先不要急着给他吃药，而应选择用食疗的方法帮助孩子调理，毕竟食物不像药物有毒性，会伤了孩子。

给孩子作食疗的时候，有一点是关键的，那就是要先了解该给孩子吃什么，而且吃的时间要掌握分寸，明白什么时候给孩子吃什么最有效果。

臣药就是通过外治的方法给孩子治病。比如说在肚脐和涌泉穴等处外敷药物，治病的效果都很不错。

被视为佐药的经络按摩，对于治疗一些疾病有很好的辅助治疗效果，而且某些慢性疾病需要用按摩来进行调理。在给孩子按摩的过程中，也能增进父母和孩子之间的感情，让孩子感受到父母对自己的爱护。

除此之外，当年幼的孩子生病时，父母应该陪伴着孩子，疏导、调节和安慰孩子，从而使孩子不再对疾病产生恐惧心理。

　　这样一来孩子也能在相对轻松的心理下慢慢积攒起战胜疾病的信心。这就和中药里的使药一样，看起来作用不大，但是也影响着孩子的身体健康。

父母为孩子治病须遵循的原则

张景岳在《景岳全书·药饵之误》中说："小儿气血未充，一生盛衰之基，全在幼时，此饮食之宜调，而药饵尤当慎也。"这句话是什么意思呢？其实很简单，就是说孩子气血未充，生长发育还不成熟，相对于成人来说较弱，给孩子用药的时候一定要小心谨慎。就像我们常说的"是药三分毒"，药物对成人况且如此，更别说稚嫩的小孩子了。

天底下没有哪个父母不爱自己的孩子，如今都是独生子女，孩子就更是父母的心肝宝贝了。但由于免疫力不强，抵抗力也弱，小孩子很容易生病，孩子一生病，父母就会很紧张。有的父母只要发现孩子稍微有点不舒服，就立即带孩子去看医生。看的次数多了，自己也就积累了经验，于是在家中为孩子备上小药箱，里面装满了医生平时给孩子开的药，一旦孩子出现生病的症状，父母就照葫芦画瓢，自作主张给孩子吃药。结果孩子的病情是稳定了，可是药物却使身体出现副作用。

父母养育孩子就像是栽培一盆植物，想让植物长势好，尽快开花、结果，就得在养育的过程中尽心、尽力地去了解它的习性，知道它是喜水还是喜旱，知道天冷了要把它搬到屋里，天热了要把它拿出去晒晒太阳，平常该浇水该施肥时绝对不能大意马虎。给孩子治病就像给植物除害虫，比如早期的植物可能会生油虫，这就像孩子缺水就可能患上扁桃体炎一样。孩子患上扁桃体炎时，有的家长很紧张，看孩子那么痛苦就让其服用大量的抗生素来消炎。这样做是不对的，要知道有经验的花农不会用农药去除幼虫，只要浇点水，油虫就淹死了。所以，当孩子患上扁桃体炎时，父母就要多给孩子喝水，这样就能帮助孩子缓解病情。

父母在给孩子治病时，不要理所当然地选择药物治疗，因为药物对孩子的身体也是有伤害的，所以，我们建议各位家长孩子生病时须遵守三个原则，即能用食疗治好的就不打针吃药；能用外敷、按摩来解决的，也不打针吃药；非得要吃药时，也要严格控制药的用量。

中医养子法则

刘锡在《活幼便览》一书中就提到养孩子的黄金法则，即"吃热、吃软、吃少则不病，吃冷、吃硬、吃多则多病。忍三分寒，吃七分饱，频揉肚脐，一要背暖，二要肚暖，三要足暖，四要头凉，五要心胸凉。"具体介绍如下：

1. 吃热、吃软、吃少则不病，吃冷、吃硬、吃多则多病

给稚嫩的孩子喝太多冷的饮料，就仿佛给孩子的脾胃迎头浇了一大盆冷水，孩子的脾胃自然会生寒；让孩子吃干硬的烧饼等，就仿佛让孩子吃了一些坚硬的石头，其脾胃会受不了；让孩子吃得太多，就仿佛是对孩子的脾胃施虐，孩子很容易消化不良，时间长了，孩子的脾胃就虚了，身体自然也就垮了下来。

所以，为了孩子的健康，各位家长应该给孩子少吃一点，吃软一点、热一点的食物，这样不仅有利于孩子的脾胃吸收，还有助于消化，可谓是一举两得。

2. 忍三分寒，吃七分饱

"忍三分寒"的意思是说，不要刻意给孩子穿太多衣服。可是，孩子并不一定能够表达自己是冷还是暖，父母该怎样帮孩子区分呢？其实很简单，家长都知道自己是冷是暖，大可按照自己的标准给孩子

穿衣服就行了。

　　但是，家长们都觉得孩子比较小，应该会比自己怕冷，得给孩子多穿一点，因此总是给孩子里三层外三层地裹得严严实实，结果弄得孩子不是脾生火，就是肺有热。这些都是给孩子穿衣服太多惹的祸。

　　至于"吃七分饱"意思是说，在孩子吃得差不多的时候，不要诱导或强迫孩子多吃饭，平时注意搭配着给孩子吃，荤素皆有，避免孩子偏食就可以了。否则孩子吃太饱会伤脾胃，甚至会导致消化不良或是恶心呕吐等。

3. 做好保暖工作

　　父母应帮助孩子保暖，尤其是肚子、四肢以及后背部位，因为这些部位很容易受到风寒、湿邪等的侵袭。父母最好给孩子准备一件小背心。

4. 饭后1小时帮孩子轻揉肚子

　　轻轻地帮孩子揉肚子是帮助孩子健脾消食的一种好办法。不过，这里要特别提醒各位家长，不要在孩子刚吃饱的时候帮他揉，而要等饭后一小时左右再给孩子揉。此时，孩子所吃的东西已经到了肠道里面，你帮孩子揉肚子，有助于其消化吸收，也可调节孩子的大小便。不过，在揉肚子时，一定要按顺时针方向揉，动作要轻，每次揉3~5分钟就行了。

先天体质决定孩子的一生

孩子体质不同，容易生的病也不相同

　　孩子的体质阴阳强弱与患病情况有很大关系。《医宗金鉴·订正伤寒论注》中说："人之形有厚薄，气有盛衰，脏有寒热，所受之邪，每从其人之脏气而化，故生病各异也。是以或从虚化，或从实化，或从寒化，或从热化……物盛从化，理固然也。"这段话是说人的形体有胖瘦、体质有强弱、脏腑有偏寒偏热的不同，所受的病邪，也都根据每人的体质、脏腑之寒热而各不相同。或成为虚证，或成为实证，或成为寒证，或成为热证。就好比水与火，水多了火就会灭，火盛了则水就会干枯，事物总是根据充盛一方的转化而变化。总之，体质的特殊性，不仅决定对某些病邪或疾病的易感性，而且也决定疾病的发展过程。

一般来说，孩子的体质可以分为下面几种类型：

（1）阴虚阳盛体质：多形体偏瘦，肤色显得苍劲。底气较足，双目有神采，虽进食不多，却能胜任劳作。患病多为热性，常易有火，治疗需用滋阴清火药物。但也不可完全拘泥，损伤养气者，宜先抚阳，而后滋阴。

（2）阴阳俱盛体质：除上面所述阳旺表现外，还应兼身体丰满，肌肉厚实，皮肤略粗，进食偏多。平时很少生病，若患病常常较重，由于病邪积累已经深入，治疗需用重药，而且寒热之药俱能接受。

（3）阴盛阳虚体质：形体丰满，肤色较白，皮肤娇嫩，肌肉松弛，进食虽多，易变化为痰涎。如果目有神采，尚且无妨；如目无神采，就要注意了，有的未到中年，即得中风之病。患病虽呈热象，用药则不可过寒，以防更伤其阳。

（4）阴阳俱弱体质：有上述阳虚症状，还兼有形体偏瘦，饮食不多。倘目有神采，耳郭肉厚端正，为先天禀赋较强，头脑聪明；若目无神采，则表明脑筋混沌，身体糟糕。凡阴阳俱弱体质，虽病患多，却不太重，服药也不能耐受大补、大泻、大寒、大热之药，只适宜平和之药，缓慢调养。

由上述内容我们可以看出，不同体质的孩子所易患的病症是不一样的，各位家长一定要仔细区分自己孩子的体质，从而在其患病时，辨证施药。

孩子的体质受先天、后天因素共同制约

薯条、麻辣烫、羊肉串、狗肉煲……这些食物在某些人口中是美味佳肴，可对一些孩子来说却如同"砒霜"，会给身体带来诸多不适。《伤寒赋》中也有这样的记载："桂枝下咽，阳盛则毙。承气入胃，阴盛则亡。"意思是说阳盛之人如果误服了桂枝这样的热药，就有可能造成危险。而阴盛之人如果误服了大承气这样的寒药，也可能导致恶果出现。

同样的食物或药材为什么会给某些孩子带来很坏的影响呢？追根溯源是因为孩子的体质有差异。那么，到底什么是"体质"呢？所谓"体质"，就是指机体素质，是指人体秉承先天（指父母）遗传、受后天多种因素影响，所形成的与自然、社会环境相适应的功能和形态上相对稳定的固有特性。它反映机体内阴阳运动形式的特殊性，这种特殊性由脏腑盛衰所决定，并以气血为基础。

那么孩子的体质到底受什么因素的影响和制约呢？孩子体质的形成是机体内外环境多种复杂因素共同作用的结果，主要关系到先天因素和后天因素两个方面，并与性别、年龄、地理等因素有关。

1. 先天因素

在体质形成过程中，先天因素起着决定性的作用。先天因素，又称禀赋，是指小儿出生以前在母体内所禀受的一切特征。中医学所说的先天因素，既包括父母双方所赋予的遗传性，又包括子代在母体内发育过程中的营养状态，以及母体在此期间所给予的种种影响。同时，父方的元气盛衰、营养状况、生活方式、精神因素等都直接影响着"父精"的质量，从而也会影响到子代禀赋的强弱。

但是，先天因素、遗传性状只对体质的发展提供了可能性，而体质强弱的现实性，则有赖于后天环境、营养和身体锻炼等。

2. 后天因素

人的体质在一生中并非是一成不变的，而会随着后天各种因素的影响下变化着。良好的生活环境，合理的饮食、起居，稳定的心理情绪，可以增强体质，促进身心健康。反之则会使体质衰弱，甚至导致疾病。后天的改善可以弥补先天禀赋之不足，从而达到以后天养先天，使弱者变强而强者更强的目的。具体而言，影响孩子体质的后天因素主要有以下几种：

（1）饮食营养。饮食营养是决定体质强弱的重要因素。合理的膳食结构，科学的饮食习惯，保持适当的营养水平，对维护和增强体质有很大影响。长期营养不良或低下，或营养不当，以及偏食、偏嗜等都会使体内某些成分发生变化，从而影响体质，乃至于引起疾病。《内经》中曾多次谈到饮食偏嗜对机体的危害。诸如"肥者令人内热，甘者令人中满"、"膏粱之变，足生大丁"，以及五味偏嗜会引起人体脏气偏盛偏衰而产生病变等。

（2）劳动和运动。一般来说，适当的体力劳动或运动，比如做点家务活、打羽毛球等，对孩子体质的增强有积极的作用。但是，不可过于繁重，否则孩子精神情绪经常处于紧张状态，将会对其体质产生不利影响。反之，孩子过度安逸又可使机体气血运行迟缓，气机阻滞，脏腑功能减弱，正气不足，而致虚弱多病。因此孩子应劳逸适度。

（3）年龄。年龄也是影响体质的重要因素之一。人体的结构、机能与代谢会随着年龄的增长而发生规律性的变化。

（4）性别。男为阳，女为阴。男性多禀阳刚之气，体魄健壮魁梧，女性多具阴柔之质，体形小巧苗条。所以，孩子的性别不同，体质也会有所差异。

除此之外，影响孩子体质的还有地理环境和心理等因素，这部分内容我们会在后面的章节专门讲解。

一方水土养一方人，环境造成
孩子体质的差异

　　中国人的饮食习惯大致分为"南甜、北咸、东辣、西酸"，造成不同地区的人口味不同的原因是什么呢？这与气候和环境有关。各地气候不同，人们只有调整日常饮食来对应不利于身体健康的气候。如，广东人的靓汤很出名，因为广东有夏无冬，一年四季人们就像常绿植物一样，只有补充足够的营养，才能维持生命的平衡。事实上，这正是由于不同的环境造成了不同的体质。

　　所谓"一方水土产一方物，一方水土养一方人"，你的孩子在什么地方住着，就应该给他吃什么地方的食物，按照这个地方的环境和气候去调养孩子的身体，才能使孩子达到体质的平衡。我们都知道，四川、湖南一带的大人小孩都爱吃辣椒，那么他们为什么爱吃辣呢？其实这跟他们的生活环境有很大关系。四川、湖南一带多雨，气候比较潮湿，而寒、湿属于六淫，是致病的一个因素，所以得想办法把体内的寒湿排出来。辣椒味辛性热，能除寒湿、逐冷痹，为了适应多寒多湿的自然环境，身体就会产生一种祛寒湿的欲望，所以这些地方的人就爱吃辣椒。而北方气候寒冷，降水少，比较干燥，所以北方人就不像南方人那样爱吃辣，而且也不能吃太多的辣椒，否则就会上火长痘。虽然是这样，但是很多大人小孩还是没有辣椒吃不下饭，一般有两个原因：一是人的脾胃功能越来越弱了，对味道的感觉越来越弱，所以要用味道厚重的东西帮助自己调元气上来，来帮助运化。另外一个原因就是现在人压力太大，心情太郁闷，因为味道厚重的东西有通窜力，而吃辣椒就能让人心里的抑郁散开一些。这也给父母们一个提醒，如果说你的孩子特别想吃味道浓厚的东西，就说明他的身体体质虚弱。

另外，每个地区因气候、地理位置的不同会长出不同的食物，最明显的就是炎热之地多盛产寒冷性质的水果，如香蕉、甘蔗等，而寒冷地区多生长洋葱、大蒜、大葱等性平温的食物，我们的孩子应该接受自然界给予的这份礼物，因时、因地的选择食物，这样才能不生病或者少生病。

孩子的体质影响疾病的发生与发展

不知道各位父母有没有注意到，在同样的环境和条件下，猝然遇到外邪，有的孩子生病，有的孩子则不生病，这是为什么呢？《黄帝内经》中认为，这种现象与体质的强弱有关。在《灵枢·寿夭刚柔》中曾讲道："人之生也，有刚有柔，有弱有强，有短有长，有阴有阳。"意思是说，人生在世，由于各人禀赋不同，性格有刚强、柔弱之分，体质有强壮、瘦弱之别，身形有长、短之分，体质及生理功能活动有偏阴、偏阳之别。

体质对疾病发生的根本影响有两个方面，二是影响疾病是否发生，一是影响所发生疾病的性质（证候）。因为体质是机体固有的一种特性，它在发病前就已存在，并直接导致了疾病的发生，在所发生的疾病状态中体质的影响就像影子一样时刻跟随着疾病，并渗透在整个疾病中，所以体质是疾病发生所不可缺少的基本要素，是一切疾病发生的基础。

一般来说，体质强健的孩子是不易发生疾病的。但是，这种"强健"总是相对的。因为真正完美无缺的体质几乎是不存在的，即使是所谓"阴阳平和"体质，也是相对的，而不是绝对的。作为一个正常的孩子，最好的体质也只能做到少病而不是无病。所谓"少病"，就是说在大多数情形下可以不生病，而在某一特定的条件下必然会发病。不同的孩子将因其体质类型的不同，在各自的特定条件下发病。这样，就形成了不同体质类型对不同疾病的易感性的差异。阴虚或偏

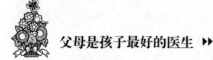

热体质的孩子易受温热之邪而生阳热病证，阳虚或偏寒体质的孩子易受寒湿之邪而生阴寒病证，等等。伤寒与温病是两类性质不同的疾病，其实就是不同的体质类型对环境因素所作出的不同反应而已。

不同的孩子，虽然感受同一病邪，也可能发生不同性质的疾病，这也是由其体质类型所决定的。为了说明不同体质类型对所发生疾病的性质的影响，中医学提出了一个"质化"（或称"从化"）的理论。名医章虚谷在《外感温热篇》注中说："六气之邪，有阴阳不同，其伤人也，又随人身之阴阳强弱变化而为病。"意思是说，不管感受何种病邪，都有一个随着体质偏倾的性质而转化的趋向。这样一来，体质的因素实际上就成了诱导证候形成的主导因素。

从一般意义上说，疾病的发展有向好和向坏两种不同倾向，也是由体质因素所决定的。体质相对较强者，正气能够胜邪，疾病将逐步好转痊愈；体质相对较弱者，正气不能胜邪，邪气若乘势深入，疾病将变得复杂难治，预后不佳。也就是说，在疾病的走向上，体质牵着疾病的鼻子走。

疾病的发展有不同的方向，中医学叙述这一过程的理论就是关于"传变"的学说。人体有五脏六腑、十二经脉等不同组织器官，传变的一般规律是病邪向相对虚弱的部位转移，并形成新的疾病状态。这样，不同的体质类型（如脾虚质、肾虚质等），在初病相同的情形下可有不同的传变形式。虽然传变也有善恶之分，但一般以未传状态为单纯性疾病，视为易治。所以，在临床"既病防变"的过程中，必须首先掌握的重要信息就是病人的体质。《金匮要略》和《难经》都曾说过，肝病可以传脾，应预先采取防范措施，也就是补脾；但是对于素体脾气旺盛的病人，就不需要补了，这便是"四季脾旺不受邪，即勿补之"的理论依据。

生活调摄有助于帮孩子养体质

很多人都觉得，中医养生理论用在孩子身上听起来似乎太深奥了。其实，中医养生理论在几千年文化传承的过程中，已经深深地融入每个中国人的血液和骨髓里，所以对于孩子来说，它也是可靠有效的。

之所以这么说，是因为我们从小到大祖祖辈辈的生活都受到中医养生理论的影响。比如很多人都知道春天多吃荠菜和香椿芽对身体好，这是为什么呢？按照中医的观点，阳气乃生命之本，春季正是阳气生发的季节，而荠菜性平温补，能养阳气，又是在春季生长，符合春天的生发之机，所以春天吃荠菜对身体就比较好。另外，中医理论中，凡是向上的、生发的东西都是阳性的，而香椿芽长在椿树的枝头，又在早春季节就开始生长，这表明它自身有很强的生长力，代表着蓬勃向上的一种状态，也能激发身体中阳气的生发。可见，我们祖辈传承下来的一些生活习惯中都暗含着中医养生的精妙。因此，父母们不要把帮助孩子养生的事想得太复杂，本于生活，做好生活调摄，就是孩子最好的养生方式，同时也是孩子体质养生的重要指导思想。

那么，从孩子体质养生的角度，父母在生活调摄方面需要注意些什么呢？概括起来很简单，只有以下三点：

1. 要注意"治未病"

《黄帝内经》中有一句话："是故圣人不治已病治未病，不治已乱

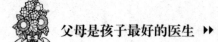

治未乱，此之谓也。大病已成而后药之，乱已成而后治之，譬犹渴而穿井，斗而铸锥，不亦晚乎！"意思是说，聪明的人不会生病了才想着去治疗，而是未雨绸缪，预防在先，防病于未然，这在中医上叫做"治未病"。

"治未病"是孩子体质养生理论的精髓，就是当孩子疾病尚未发生时，父母能提前预测到疾病的发展趋势，并采取相应的防治方法，提高孩子的自愈能力，以杜绝或减少疾病的发生。比如春季万物萌生，细菌、病毒等致病微生物也相应活跃，感冒之类的疾病就有可能流行开来，所以中医提出"正月葱、二月韭"的饮食，以提高孩子的抗病能力。夏季天气炎热，中暑发生的可能性相对就大，中医就强调"饮食清淡"、"夜卧早起，无厌于日"养生方案，减少中暑的发生。秋季气候干燥，咳嗽一类疾病的发病率相对较高，所以，中医强调秋季以"养肺除燥"为主，多吃梨以生津解渴，从而使一些时令病的发生降到最低限度。冬季要收藏孩子体内的阳气，注意保暖，早卧晚起，好好休息等。

2. 要顺应自身体质合理生活

由于每个孩子的先天身体条件、生活环境、饮食习惯、作息规律等因素各不相同，所以每个孩子的体质都不相同，在防病治病的过程就要采取不同的措施。因此，每一个父母首先都要知道自己孩子的体质，然后进行相应的生活调适。比如，阳虚的孩子，就要在日常生活中补一补阳，而不要等到生病之后再去吃大量的药物，这对身体的损害是很大的。

3. 要注重"心神合一"，以神养身

《黄帝内经》指出："恬淡虚无，真气从之，精神内守，病安从

来。"也就是说要学会掌控自己的身体和欲望。虽然说，人之初，性本善，但是孩子在成长过程中会不可否认地出现贪婪和欲望，所谓欲望无止境，如果不懂得节制，迟早会被埋葬在欲望之火中。所以，让孩子掌控自己的身体和欲望才是健康的不二法门。在日常生活中，父母一定要注意帮助孩子调"神"，比如培养孩子养花、旅游等良好的业余爱好，这样一来，对于孩子体质很有帮助。

除此之外，父母在日常生活中要注意调摄孩子的生活习惯，如环境卫生、合理运动等，这些在以后的章节我们会详加论述，这里不再赘述。

为孩子摩腹、捏脊，可有效增强其体质

一个孩子爱不爱生病、身体状况如何，是由体质决定的。孩子的体质分先天和后天两种，先天的体质是父母赋予的，无法改变，但后天体质却是父母可以帮其掌握和调摄的。

《黄帝内经》里说，脾胃是后天之本。补益脾胃是改善体质的关键和前提，除了饮食外，摩腹和捏脊也有助于增强脾胃功能。

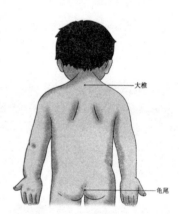

大椎

龟尾

龟尾穴和大椎穴的位置

唐代著名医学家孙思邈在其巨著《千金要方》中说："摩腹数百遍，可以无百病。"摩腹，实际上就是对肚脐的一种按摩。肚脐附近的"丹田"，是人体的发动机，是一身元气之本。父母经常帮助孩子按摩肚脐，能刺激肝肾之经气，达到祛病的目的。具体方法如下：

每次孩子进食以后一小时开始帮其按摩腹部，顺时针进行，注意力度一定要轻柔，稍微带动皮肤就可以了，速度不要太快，每分钟30圈就可以了。如果孩子腹泻，那么就要改变摩腹的方向，做逆时针方向的按摩。

《黄帝内经》里说，督脉是诸阳之会，人体阳气借此宣发，是元气的通道。我们常说"挺直脊梁"，就是因为那里最展现人的精气神，所以，打通督脉，可以增强孩子的体质，祛除许多疾病。怎么打通呢？捏脊就是一种既简便效果又好的方法。捏脊能很好地调节脏腑的生理功能，特别是对胃肠功能有很好的调节作用，可提高孩子身体的抵抗力。具体操作方法如下：

孩子取俯卧位，父母用双手的拇指、中指和食指指腹，捏起孩子脊柱上面的皮肤，然后轻轻提起，从龟尾穴开始，边捻动边向上走，至大椎穴止。从下向上做，单方向进行，一般捏3~5遍，以孩子皮肤微微发红为度。

父母在给孩子捏脊时，一定要注意以下几点：

（1）应沿直线捏，不要歪斜。

（2）捏拿肌肤松紧要适宜。

（3）应避免肌肤从手指间滑脱。

打通督脉还有一个方法就是暖脊功，这其实是瑜伽的功法，这里借用一下。方法很简单，就是让孩子抱成团，在地上打滚。不是真的滚，而是脊椎受力，以头臀为两头，像小船似的两边摇。另外，此功法须让孩子在地板上做效果才好，在床上，特别是床垫上则没什么效果。

测一测，你的孩子属于哪种体质

中医很重视体质，父母准备的任何食疗方如果没有依照孩子的体质进行，就可能导致虚不受补，反而会愈补愈糟糕。不同的孩子，其身体素质有很大的差别，在考虑养生方案的时候，就应当根据其不同体质的特殊需要"辨体施养"，选择与之相适应的方法来调养，这样便可恢复身体的健康。

2009 年 4 月 9 日，《中医体质分类与判定》正式发布，该标准是我国第一部指导和规范中医体质研究及应用的文件，旨在为体质辨识及与中医体质相关疾病的防治、养生保健、健康管理提供依据，使体质分类科学化、规范化。

该标准将体质分为平和质、气虚质、阳虚质、阴虚质、痰湿质、湿热质、血淤质、气郁质、特禀质九个类型，其具体表现如下。

1. 平和体质

总体特征：阴阳气血调和，以体态适中、面色红润、精力充沛等为主要特征。

形体特征：体形匀称健壮。

常见表现：面色、肤色润泽，头发稠密有光泽，目光有神，鼻色明润，嗅觉通利，唇色红润，不易疲劳，精力充沛，耐受寒热，睡眠良好，胃纳佳，二便正常，舌色淡红，苔薄白，脉和缓有力。

心理特征：性格随和开朗。

发病倾向：平素患病较少。

对外界环境适应能力：对自然环境和社会环境适应能力较强。

2. 气虚体质

总体特征：元气不足，以疲乏、气短、自汗等气虚表现为主要特征。

形体特征：肌肉松软不实。

常见表现：平素语音低弱，气短懒言，容易疲乏，精神不振，易出汗，舌淡红，舌边有齿痕，脉弱。

心理特征：性格内向，不喜冒险。

发病倾向：易患感冒、内脏下垂等病，病后康复缓慢。

对外界环境适应能力：不耐受风、寒、暑、湿邪。

3. 阳虚体质

总体特征：阳气不足，以畏寒怕冷、手足不温等虚寒表现为主要特征。

形体特征：肌肉松软不实。

常见表现：平素畏冷，手足不温，喜热饮食，精神不振，舌淡胖嫩，脉沉迟。

心理特征：性格多沉静、内向。

发病倾向：易患痰饮、肿胀、泄泻等病，感邪易从寒化。

对外界环境适应能力：耐夏不耐冬，易感风、寒、湿邪。

4. 阴虚体质

总体特征：阴液亏少，以口燥咽干、手足心热等虚热表现为主要特征。

形体特征：体形偏瘦。

常见表现：手足心热，口燥咽干，鼻微干，喜冷饮，大便干燥，舌红少津，脉细数。

心理特征：性情急躁，外向好动，活泼。

发病倾向：易患虚劳、失精、不寐等病，感邪易从热化。

对外界环境适应能力：耐冬不耐夏，不耐受暑、热、燥邪。

5. 痰湿体质

总体特征：痰湿凝聚，以形体肥胖、腹部肥满、口黏苔腻等痰湿表现为主要特征。

形体特征：体形肥胖，腹部肥满松软。

常见表现：面部皮肤油脂较多，多汗且黏，胸闷，痰多，口黏腻或甜，喜食肥甘甜黏，苔腻，脉滑。

心理特征：性格偏温和、稳重，多善于忍耐。

发病倾向：易患消渴、中风、胸痹等病。

对外界环境适应能力：对梅雨季节及湿重环境适应能力差。

6. 湿热体质

总体特征：湿热内蕴，以面垢油光、口苦、苔黄腻等湿热表现为主要特征。

形体特征：形体中等或偏瘦。

常见表现：面垢油光，易生痤疮，口苦口干，身重困倦，大便黏滞不畅或燥结，小便短黄，男性易阴囊潮湿，女性易带下增多，舌质偏红，苔黄腻，脉滑数。

心理特征：容易心烦急躁。

发病倾向：易患疮疖、黄疸、热淋等病。

对外界环境适应能力：对夏末秋初湿热气候，湿重或气温偏高环境较难适应。

7. 血淤体质

总体特征：血行不畅，以肤色晦暗、舌质紫暗等血淤表现为主要特征。

形体特征：胖瘦均见。

常见表现：肤色晦暗，色素沉着，容易出现淤斑，口唇暗淡，舌暗或有淤点，舌下络脉紫暗或增粗，脉涩。

心理特征：易烦，健忘。

发病倾向：易患症瘕及痛证、血证等。

对外界环境适应能力：不耐受寒邪。

8. 气郁体质

总体特征：气机郁滞，以神情抑郁、忧虑脆弱等气郁表现为主要特征。

形体特征：形体瘦者为多。

常见表现：神情抑郁，情感脆弱，烦闷不乐，舌淡红，苔薄白，脉弦。

心理特征：性格内向不稳定、敏感多虑。

发病倾向：易患脏躁、梅核气、百合病及郁证等。

对外界环境适应能力：对精神刺激适应能力较差，不适应阴雨天气。

9. 特禀体质

总体特征：先天失常，以生理缺陷、过敏反应等为主要特征。

形体特征：过敏体质者一般无特殊的体形；先天禀赋异常者或有畸形，或有生理缺陷。

常见表现：过敏体质者常见哮喘、风团、咽痒、鼻塞、喷嚏等；患遗传性疾病者有垂直遗传、先天性、家族性特征；患胎传性疾病者具有母体影响胎儿个体生长发育及相关疾病特征。

心理特征：随禀质不同情况各异。

发病倾向：过敏体质者易患哮喘、荨麻疹、花粉症及药物过敏等；遗传性疾病如血友病、先天愚型等；胎传性疾病如五迟（立迟、行迟、发迟、齿迟和语迟）、五软（头软、项软、手足软、肌肉软、口软）、解颅、胎惊等。

对外界环境适应能力：适应能力差，如过敏体质者对易致过敏季节适应能力差，易引发宿疾。

根据以上九大类型体质的表现特征，你可以测一测，你的孩子是属于哪种体质，这样才可以为孩子制定相匹配的养生保健方案。

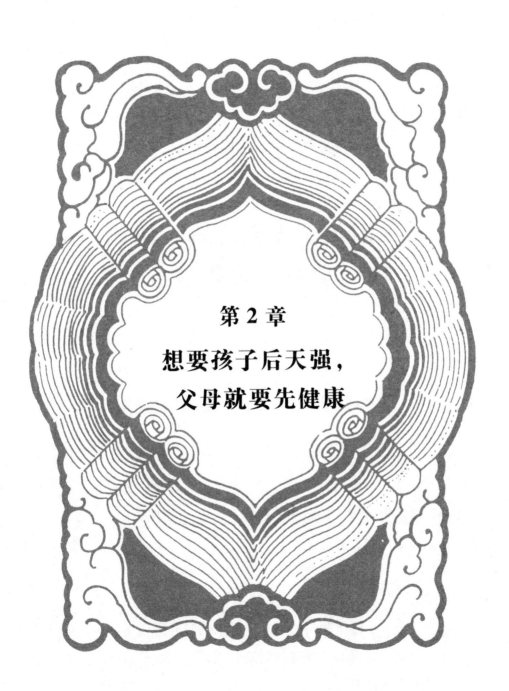

第 2 章

想要孩子后天强，
父母就要先健康

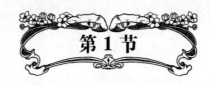

第 1 节

巩固孩子先天之本，妈妈要从自己做起

孕妈妈健康，孩子先天才能壮

一般说来，孕妈妈身体健康、心情愉快，而且营养充足，所生的孩子身体才能更健康，智商才能更高。所以，为了孩子，孕妈妈一定要注意保持生理和心理健康。

1. 生理方面

要想生育一个健康聪明的宝宝，母亲的身体素质是优生的前提条件，所以孕妇应尽量保持良好的健康状况，有病及早治疗，并使自己的身体得到全方位的调养。

（1）营养充足。孕期的营养是否合理、均衡、充足，不但关系到母亲自身的状况，也影响孩子的健康。所以，孕妈妈在饮食上既要重质量，又要讲究适量，所有养分，尤其是蛋白质、维生素、糖类、矿物质等都要充足。但在量上还应注意，不要过度进补，免得造成胎儿过度肥胖，影响生产。

（2）衣物宽松舒适。有些孕妈妈觉得挺着大肚子难为情，就穿紧身衣，束腰束腹，殊不知，这样会影响胎儿的正常发育。所以，不要为了身材好看就穿得紧绷绷的，衣服要尽量宽松舒适，鞋子也要以舒适为主，不要穿高跟鞋，以免跌倒造成危险。

（3）适当运动。夫妇通过体育锻炼保持身体健康，能为下一代提供较好的遗传素质。例如散步、慢跑、登山、郊游等，这些活动有助于顺利生产，但切忌做太剧烈的运动或繁重的体力劳动。

（4）定期产前检查。定期产前检查不但可以帮助孕妇了解自己目前的身体状况，早期发现疾病，早期治疗，也能为胎儿提供一个良好的生长环境。

2. 心理方面

孕妇在怀孕期间如果能保持愉快、稳定的心情，所生的孩子也能较好地适应外界环境，情绪也会较为稳定。

（1）接受孩子的性别。不要苛求孩子的性别及容貌，如果重男轻女，或希望孩子出生时把父母相貌上所有的优点都一一具备，这种期望太高，会给孕妇造成不必要的心理压力，使她无法保持平静的心态。

（2）夫妻关系和谐。首先，丈夫要给予妻子足够的关心，帮助妻子尽快适应怀孕所带来的不便与不安，使之保持平和的心态；其次，妻子出现失常心理状态时，丈夫要善于引导，帮助其恢复到正常的心境；再次，夫妻双方在解决某些问题时要能够大度地容忍对方，以免发生激烈的争吵；第四，双方共同安排有规律的生活秩序，以消除某种容易导致心理失调的状况；最后，不要看刺激性强的杂志、刊物、报纸、电影，以免出现孕妇心理过于激动的现象。

总之，孩子的先天之本，取决于孕妈妈的身体素质，同时与孕妈妈在怀孕期间的身体状况有直接关系。所以，要想让自己的孩子先天身体壮，孕妈妈一定要把自己的身体调理好，并在怀孕期间根据自己的身体素质，有针对性地多吃有利于孩子生长的食物。只有妈妈健康，孩子才能聪明健康。

选择最佳的年龄孕育宝宝

在现实生活中，这样的情况是很常见的：父母双方都非常健康，而且家族史上也都没有什么异常情况，但生出来的孩子却有先天性的缺陷。造成这一现象的因素可能有很多种，但受孕期无疑是最重要的因素之一。

为了让自己的孩子一生下来健康聪明，女人一定要选择最佳受孕时机。那么，何时才是最佳的受孕时机呢？概括来说，这主要包括两个方面：一个是最佳的受孕年龄，另一个则是最佳的受孕季节。

首先，女人选择在最佳生育年龄期生育，对于胎儿的生长发育，对未来孩子的成长都是十分有利的。我国《婚姻法》规定的结婚年龄为男 22 周岁，女 20 周岁。然而，法定的结婚年龄并不是最佳生育年龄。因为 20 岁左右的女孩仍处于发育阶段，尤其是性腺和生殖器官尚未完全成熟。而妇女怀孕、分娩需要消耗大量的体力和营养，十月怀胎到一朝分娩，从一个针尖大的受精卵发育到 3 公斤多重的胎儿，所需要的一切营养都是由母亲提供，如果妇女本身尚未发育成熟，就要与胎儿平分某些营养物质，这样不但影响孕妇的自身健康，还会影响下一代的生长发育。

那么，女性的最佳生育年龄是多少呢？医学专家认为，妇女的最佳生育年龄为 24～29 岁。这是从女性的生理特点、母婴健康、优生优育等多方面因素来考虑的。这个时期女子的生殖器官、骨骼及高级神经系统已完全发育成熟，生殖功能处于最旺盛时期，卵子的质量较高，怀孕后胎儿的生长发育良好，流产、早产、畸形儿和痴呆儿的发生率都比较低，生下的孩子大多聪明健康。这个时期女性的软产道伸展性好，子宫收缩力强，难产机会少，故危险性也小。同时，这一年龄段的男女青年思想上比较成熟，生活上有一定经验，经济上也有了一定的积蓄，这些都有利于对孩子的培养。

其次，从优生优育的角度来看，选择合适的受孕和出生季节也是非常重要的。因为这样就可以把温度变化、疾病流行等不利因素降到最低限度，以最大限度地发挥利于胎儿生长发育的因素。研究证明，女性受孕的最佳季节为八九月份。从医学角度看，胚胎发育有三个关键时期：一是大脑形成期，即受孕第三个月；二是脑细胞分裂期，即受孕第六个月以后；三是神经细胞发育协调期，即受孕 7~9 个月。选择八九月份怀孕，妊娠的第三、第六个月以及分娩期都处在气候适宜的好季节，就避开了气温变化大和疾病多发季。

当然了，选择最佳怀孕时机固然重要，但有时候怀孕会不期而至。如果是这样，那就"既来之，则安之"，大可不必为了选择一个最佳受孕时机而去做流产，只要做好孕期保健就可以了。但有些人对受孕时机要特别注意，如有过敏体质者应尽量避免在春天受孕，因为她们在春天尤其容易过敏，这可能会对胎儿产生不良影响。

怀孕前调理好月经，保证孩子一生的健康

保证孩子健康的首要前提是母亲的血要充足，只有营养丰富且充足的母血才能孕育出健康、聪明的宝宝。血足的表现为月经正常，而如果子宫虚寒，气血虚，就容易出现月经不调、卵巢囊肿以及输卵管不通的病症，这些病症直接影响怀孕。所以女子要想怀孕，首先就要从调气血、调月经入手。

1. 月经量多

有些女性在周期内，一天要换 5 片以上的卫生巾，而且每片都是湿透的，这就属于月经量过多，这类女性多半是气虚。

气是不断运动着的具有活力的精微物质，是构成人体的基本物质，聚合在一起便形成有机体，气散则形体灭亡。女性身体内的气若亏虚，防御作用减弱，则易于感受外邪，影响自己的健康和容颜。气虚的女性生下来的孩子大多面黄肌瘦、体弱多病。

所以，月经量过多的女性一定要注意补气。下面提供几个补气小良方：

（1）山药薏仁茶：淮山药、薏苡仁各 9 克，水煎代茶饮。常饮山药薏仁茶可使中气足、精神好、脸色佳。

（2）香菇泥鳅粥：香菇泥鳅粥对于气虚及胃肠功能差的人极具功效。将泥鳅、大蒜、香菇、大米、葱，共熬成粥，不但味道佳，且营养价值高。

（3）玉珍鸡：母鸡一只洗净，鸡肚内放入桂圆、荔枝干、黑枣、莲子、枸杞各 30 克，加调料蒸食，可补气养精。

（4）四神汤：莲子、薏苡仁、淮山药、芡实煮成汤，是适合气虚之人的养生饮食。有人习惯在四神汤中加排骨、鸡肉等，为防止营养过剩导致发胖，可以去掉附着的油脂再煮。

2. 月经量少

月经量少的女性一般是血虚，也就是我们所说的贫血。血虚的女性，生下来的孩子也会体弱多病，因此，此类女性平时一定要多吃菠菜，它可以有效治疗缺铁性贫血。另外，猪血也是补血的好食品，猪血中含有人体不可缺少的矿物质，如钠、钙、磷、钾、锌、铜、铁等，特别是猪血含铁丰富，每百克中含铁量 45 毫克，比猪肝几乎高 2 倍（猪肝每百克含铁 25 毫克），是鲤鱼和牛肉的 20 多倍。铁是造血必需的重要物质，有良好的补血功能。因此，妇女分娩后膳食中要常有猪血，既防治缺铁性贫血，又补充营养。

3. 月经提前或延后

一般来讲，正常的月经周期应该是 28～30 天。月经经常提前或推后的女性一般都肾虚，肾虚不但会导致机体精、血及微量元素的流失，促使体质变得更加虚弱，还会加速机体细胞的衰老。

肾虚的女性平时可用按摩法养肾：

（1）搓擦腰眼：两手搓热后紧按腰部，用力搓 30 次。"腰为肾之府"，搓擦腰眼可疏通筋脉，增强肾脏功能。

（2）揉按丹田：两手搓热，在下丹田（即气海穴）按摩 30～50 次。常用此法，可增强人体的免疫功能，起到强肾固本、延年益寿的作用。

在饮食方面，要多吃含铁、蛋白质的食物，如木耳、大枣、乌鸡等；消化不良者可以多喝酸奶、多吃山楂。

4. 痛经

痛经的女性，一般来说是体内寒湿过重，如果不治好痛经，生下来的孩子也会多病。对女性来说，姜是极好的保健食品，它可以帮助女性摆脱痛经的困扰。

用小刀把姜削成薄片，放在杯子里，尽量多放几片，越辣越好，加上几勺红糖，不要怕热量高，女人在月经期间可以大量吃糖却不会导致发胖，再加上一点红枣和桂圆，用沸水泡茶喝。如果不够烫，可以在微波炉里加热一下，姜茶越烫就越有效。

妊娠呕吐，三味"大药"帮你解决

多数妇女怀孕6周以上时，常常出现恶心、呕吐现象，一般多在早晨起床后数小时内发生。症状轻者仅会食欲下降，晨间恶心或偶有呕吐。少数人症状明显，吃什么吐什么，不吃也吐，甚至吐出胆汁。一般来说，妊娠呕吐并不是什么坏事，它恰恰证明了胎儿的健康，故无须特别治疗，但如果反应特别强烈则务必加以调理，否则就会影响到胎儿的健康。

中医学认为，妊娠呕吐主要由于孕妇的阴血都下行到冲任二脉养胎，最后冲气偏盛，脾胃气血偏虚，胃气虚不能向下推动食物，反而会跟着冲气往上跑，结果就造成呕吐乃至厌食。所以，妊娠期间要想不呕吐，吃得香，睡得好，最好健脾胃，把胃气拉下来，而健脾胃最好的办法就是按揉足三里、内关和公孙穴。

足三里是胃的下合穴，跟胃气是直接相通的，按揉它可以将胃气往下导。内关是手厥阴心包经的络穴，按揉它能使身体上下通畅。公孙是足太阴脾经的络穴，按揉它能调理脾胃，疏通肠道，肠道通畅了，胃气也就跟着往下走了。这三个穴位的按揉方法为：每天早晨按揉足三里3分钟，下午5~6点按揉内关穴和公孙穴4~5分钟。

另外，值得注意的是，妊娠者在食物的选择上，应以易消化、清淡为主，此时不应进食过于油腻、滋补的食物，以免增加对胃肠道的刺激。富含碳水化合物、蛋白质、维生素的食物应为首选，如粥、豆浆、牛奶、藕粉、新鲜的蔬菜水果等，可少食多餐，但要有规律。

按摩加食疗，搞定妊娠水肿

　　有些孕妇在妊娠中、晚期会出现下肢水肿。轻者限于小腿，先是脚踝部，后来慢慢向上蔓延，严重的可引起大腿、腹壁或全身水肿。之所以出现这种情况，是由于怀孕后盆腔血液回流到下腔静脉的血量增加，而增大的子宫又压迫了下腔静脉，使下身和下肢的血液回流受阻，因而下肢静脉压力升高，以致小腿水肿。所以，要想消除水肿就要使血液流通顺畅，而要使血液上下顺畅就要按揉陷谷穴，陷谷穴在脚背上第二、三趾骨结合部前方的凹陷处。

　　如属全身性水肿，那就应尽快找医生查明原因。在积极进行治疗的同时，也可以用其他方法进行辅助治疗。第一种方法是以中等力度手法，做全身按摩，以促进全身血液循环。第二种方法是对腰背部进行热敷。以上方法可以促进肾脏血流量的增加，从而起到利尿消肿的效果。

　　在饮食上，妊娠水肿者宜常吃赤小豆、鱼、冬瓜、黑豆、玉米须、牛奶、羊奶、鸡肉、鸭肉等营养丰富、补虚利水的食品。

五种美食有效培育孩子健康的土壤——母体

一粒种子，在肥沃的土壤里自然能长出健康的小苗，而在贫瘠的土壤里长出的苗就又细又弱。母体就如土壤，胎儿的生长完全依赖于母体的营养供应，孕妈妈要想生个健康聪明的宝宝，就要科学地选择食物，让自己先健康起来。

1. 柠檬——最佳防吐食物

怀孕期间，一些人妊娠反应严重，其中晨吐是孕妇最难受也最常见的反应之一，给孕妇带来不小的痛苦。许多孕妈妈因为呕吐而没有胃口，吃不下东西，造成营养不良，影响孩子的先天之本。其实，选择适合孕妇口味的食物有良好的防吐作用，柠檬含有多种维生素，不仅可安胎养颜，更能防呕吐，可以说是孕期女性的最佳水果。

2. 菠菜——最佳保胎蔬菜

菠菜含有丰富的叶酸，每 100 克菠菜的叶酸含量高达 350 微克，位居蔬菜之首。叶酸的最大功能在于保护胎儿免受脊髓分裂、脑积水、无脑等神经系统畸形之害。因此，怀孕早期的两个月内应多吃菠菜或服用叶酸片。同时，菠菜中的大量 B 族维生素还可防止孕妇盆腔感染、精神抑郁、失眠等常见的孕期并发症。

3. 西红柿、杨梅——最佳酸味食品

孕妇往往对酸味食品感兴趣，而孕妇吃酸也确有好处，不过食用

酸味食品也要注意选择。山楂的营养较丰富，但会加速子宫收缩，有导致流产之嫌，故孕妇最好"敬而远之"。而西红柿、杨梅、樱桃、葡萄、柑橘、苹果等是补酸佳品，孕妇宜食之。

4. 鳝鱼、黑米——最佳补气血食品

俗话说"一个孩子三桶血"，孩子在母亲的腹中是完全依靠母亲的血液喂养大的，整个孕期就是一个耗血的过程，只有加强营养，多吃高质量的补血食物，才能及时补足血液，保证母子平安。

鳝鱼、黑米是最佳补气血食物。鳝鱼性温，入肝、脾、肾三经，是补血佳品。此外，鳝鱼非常绵软，利于消化，适合孕妇食用。黑米性温，能益气补血、暖胃健脾、滋补肝肾。孕妇食用时，可以将煮好的黑米稀饭打成稀糊状，再加入两个鸡蛋搅拌均匀后上火烧开。

5. 巧克力——最佳助分娩食品

产妇分娩时需要足够的产力，而产力来源于食物，在各种食物中以巧克力为最佳，有些产科医生称它为最佳助分娩食品。

巧克力营养丰富、热量高，100 克巧克力含糖 50 克，且能在短时间内被人体吸收，并很快转化成热能。巧克力的消化吸收十分迅速，对于急需热量的产妇来说无疑是"雪中送炭"，产妇临产时吃几块巧克力，有助于缩短产程，顺利分娩。

育儿小贴士

孕妇选择食物时应注意以下几点：

1. 各种杂粮要搭配吃，不要单纯吃细粮。

2. 蔬菜越新鲜越好。

3. 多吃新鲜的鱼、肉，尽量少吃咸鱼、咸蛋及腌腊食品等。

4. 浓味之香料，如芥末、辣椒等应该少吃。

5. 酒、浓咖啡及香烟对身体有害无益，应尽量避免。

6. 甜品如糖水、糖果等一则影响食欲，二则容易引起蛀牙，应少吃。

7. 豆制品中，以豆腐为好，因其所含的蛋白质人体最易吸收和利用。

8. 海带、黑木耳中含铁量高，均可多吃。

准妈妈一定要避免饮食的两个极端

在怀孕期间，准妈妈的饮食非常重要，不仅关系到母亲自身的身体状况，也影响着孩子的健康。所以，准妈妈要科学、合理地安排饮食，避免两个极端：营养不良和营养过剩。

1. 营养不良

胎儿成长所需的所有营养全部由妈妈供给。孕妇营养不良有可能使胎儿在子宫内生长发育迟缓，主要表现在脑、骨骼等的发育上。由于怀孕早期是脑细胞生长发育的第一个关键时期，如果孕妇营养失调，那么给胎儿大脑发育带来的不良影响以后将无法弥补。

如果准妈妈缺钙，则会使孩子患先天性佝偻病，孩子出生后因体内钙储备量不足，新生儿期容易出现手足搐搦症，表现为烦躁不安、肌肉抽搐、面色发青、喉痉挛、踝阵挛等。

准妈妈缺锌会影响胎儿的中枢神经系统功能，临床曾有因孕妇缺锌产下无脑儿的病例，准妈妈缺锌还会使骨骼钙化延迟，生长激素分泌减少，影响胎儿骨骼的生长。准妈妈缺锌会使胎儿分泌的胰岛素减少，不能充分利用由母体输送的血糖，造成胎儿宫内发育迟缓，还会造成胎儿免疫力下降。

如果准妈妈缺铁，那么胎儿体内铁贮存量就会减少，出生后易患缺铁性贫血。大量数据证明，胎儿早产及低出生体重与孕妇缺铁有关。

如果准妈妈缺乏维生素 D，可能会出现骨质软化症，并影响胎儿的骨骼发育，也会导致新生儿出现低钙血症、手足搐搦、婴儿牙釉质发育不良。

因此，每一位希望自己的孩子健康、聪明的母亲，都应特别注意孕期的营养补充，以满足胎儿生长发育的需要和母体自身器官的需要。

2. 营养过剩

孕妇营养不良对胎儿有害，但如果孕妇营养过剩，同样会给孩子的健康埋下隐患。

孕妇营养过剩的一个最直接后果就是导致肥胖，不仅增加妊娠糖尿病、妊娠高血压综合征的发病几率，还可能导致巨大儿出生，增加难产的可能性，且容易出现产伤。营养过剩同营养缺乏一样，会对胎儿造成危害。

巨大儿出生后容易出现低血糖、低血钙，而且会增加孩子心脏的负担，导致孩子成年后容易患肥胖、糖尿病和心血管疾病。

要想让孩子生下来就健健康康的，孕妈妈一定要均衡营养、注意饮食、控制胎儿的体重。膳食品种要多样化，尽可能食用天然食品，少食高盐、高糖及刺激性食物，特别是一些高糖水果也不要多吃，最好不要增加饭量，可以多吃些辅食。怀孕期间，孕妇要注意铁、钙、锌的吸收，以确保自身和胎儿的健康。

此外，孕妇可参加适当的运动，如做一些强度不大的家务活，以促进体内的新陈代谢，消耗多余的脂肪，维持身体的平衡，这样才有益于孕妇和胎儿的健康。

育儿小贴士

　　怀孕期间，孕妇的体重增加不能超过 25 斤，若增加过多，就容易造成胎儿过大或者孕妇肥胖。另外，孕妇体重增加的"速度"与增加的"重量"一样重要。在怀孕的头 3 个月，体重应增加 2~4 斤，而在 4~6 个月以及此后的 7~9 个月时，每星期体重应增加 1 斤。

怀孕时给自己按摩腹部，就等于给孩子按摩

孕妈妈身体好，生出来的孩子才能更聪明健康，所以孕妈妈要注意营养，保持愉快的心情，此外，在怀孕期间还要多做腹部按摩。

怀孕的第四个月开始到第六个月，妈妈和宝宝沟通最好的方式就是进行腹部按摩。腹部按摩不仅可以让你感知胎儿的成长，更重要的是能让胎儿感觉到父母的爱，从而健康快乐地成长。

需要说明的是在怀孕后期，孕妈妈若长时间平躺，会给血管造成巨大的压力，因此，在进行按摩时，最好让自己坐着，并将后背完全靠在某个地方。这种按摩可以由孕妈妈自己来做或由准爸爸来完成。

用甜杏仁油按摩是不错的选择。按摩时用力要轻，用手指和手掌按顺时针方向呈圆形按摩。这种按摩是为了唤醒胎儿生长发育的意识，同时，也会使胎儿感到平静，使孕妈妈感到放松，并起到滋养皮肤的作用。切记不要使用点压式的按摩或深度按摩，力度不能太大。

胎教让孩子赢在起跑线上

有一位怀孕时常进行胎教的母亲对一位老中医说："我们家的孩子很不对劲。"老中医觉得奇怪，不知道她家孩子怎么不对劲，便问她"不对劲"在哪。她说："孩子话说得早，好像什么都懂似的。"听完这位母亲的话，老中医乐了，笑着告诉她，这是胎教给孩子带来的早慧。

在怀孕期间进行过胎教的孩子智力进步比其他孩子快得多，此外，孩子出生后的发育情况和行动也与普通孩子大相径庭。胎教会让孩子从生下来就一路领先。

胎儿在妈妈肚子里的时候就已经具备了一定的感知能力，此时用科学、有效、切实可行的方法进行胎教，可以最大限度地开发胎儿的潜能，具体而言，胎教可分为以下几种：

1. 音乐胎教

优美的音乐可以使母亲保持开朗的心境，而且能促进孕妇分泌一些有益母子健康的激素和酶，调节血液流量和神经兴奋，从而改善胎盘营养状况。对胎儿而言，音乐可直接引起大脑的反应，声音的传递，可促进脑细胞的生长和发育，所以音乐胎教是孕妈妈们的首选。

音乐胎教可以让宝宝更聪明、更健康，但前提是要让孩子听得科学。怀孕半年多的王女士酷爱打麻将，有一次她摸出点"门道"：只要一响起"哗哗"的麻将声，腹中的胎儿就安静下来，像听音乐一样，而一旦停止打麻将，胎儿就会在肚子里"拳打脚踢"。于是，王女士索性天天坐在麻将桌边进行"胎教"。殊不知，这样的"胎教"只能把孕妇打麻将的紧张情绪传给胎儿，从而严重危害胎儿的健康。

所以，在给胎儿进行音乐胎教时，一定要选择经过医学界优生学会审定的胎教音乐，禁止过于强烈、杂乱的音乐，如摇滚、迪斯科等。此外，还要注意不能将录音机、音响等直接放在肚皮上。

2. 抚摸胎教

抚摸胎教即抚摸或轻轻拍打胎儿，通过孕妇按摩的腹壁对胎儿施以触觉上的刺激，以促进胎儿的大脑发育。胎儿对触觉刺激有着较灵敏的反应。通过触摸动作可以使胎儿有一种安全感，让胎儿感到舒服和愉快。

胎儿一般在傍晚时活动较多，孕妈妈最好选择这个时间进行抚摸胎教。在抚摸或轻轻拍打胎儿时，妈妈可以卧于床上或坐在舒适宽大的椅子上，全身放松，让腹部保持松弛状态。同时要注意胎儿的反应，如果胎儿对抚摸、推动等刺激感到不高兴，就会用力挣脱或者蹬腿表示反对，这时应马上停止抚摸或推动。如果胎儿受到抚摸后，过一会儿才以轻轻的蠕动作出反应，就可以继续抚摸，一直持续几分钟后再停止抚摸，或改用音乐胎教。

3. 语言胎教

这项工作主要由准爸爸进行。爸爸可以对着孕妇的腹部，讲些诸如"宝宝"、"乖乖"、"爸爸和你说话"、"你和爸爸、妈妈在一起"之类的言语；也可以给孩子取一个乳名，每天在一定时间轻轻地呼唤胎儿的名字，如在上班前对着孕妇腹中的胎儿说"××，爸爸要上班去了，再见"，下班回家后对着胎儿说"××，你好吗？爸爸下班回来了"，等等。在"对话"时，周围一定要保持安静，避免给胎儿带来噪音，不要用力摔门或摔物品，以免突发性的噪音刺激胎儿。

爸爸经常和胎儿对话，对母亲是一种安慰，对胎儿的情感发育也有莫大好处。给胎儿起个乳名并经常亲切地呼唤，胎儿出生后会对父母的呼唤作出反应，也容易与父亲建立起亲密的关系。

为了孩子的健康，请远离"五毒"

这里所说的"五毒"是"怨、恨、恼、怒、烦"5 种情绪，虽然它们不是毒药，但孕妈妈一旦产生这几种不良情绪，对自己、对孩子的身体危害却比毒药的危害还大。

国内某地曾出现过一个罕见的畸形儿，出生时没有左耳、有六指、肛门锁闭、无外生殖器、半截右耳……出生 12 分钟，婴儿心跳停止。经解剖，该儿心脏畸形，没有肾脏、输尿管和膀胱。后经调查，父母及双方亲族都没有发生过先天性畸形，该夫妇也已经有一个健康的男孩。因为想要第二胎，计划外怀孕，整个孕期一直隐瞒着，从没有看过医生，孕妇一直顾虑重重、提心吊胆地过日子，直到破水才进医院产房。后来得知导致这个胎儿畸形的主要原因是该母亲整个妊娠期间心绪不宁，内分泌功能紊乱。

孕妈妈的情绪的确可影响孩子的健康。一项调查研究表明：孕妈妈的情绪变化，可以引起神经内分泌系统的反应，释放多种神经递质和激素，通过胎盘进入胎儿血液循环，从而影响胎儿的身心功能。如果孕妈妈的情绪处于忧郁、苦闷、悲伤、焦虑、烦躁、激动、愤怒状况，可导致胎儿脑血管收缩，使大脑的供血量减少，影响中枢神经系统的发育。

所以，为了孩子的健康，请孕妈妈们远离不良情绪。以下四个方法可以帮助孕妈妈有个好心情。

1. 多掌握一些关于妊娠、分娩和胎儿在子宫内生长发育的孕育知识。怀孕及妊娠过程出现的某些生理现象，如早期的怀孕反应，中期的胎动，晚期的妊娠水肿、腰腿痛等，一旦有这些生理现象出现，只要孕妈妈有足够正确的常识，就能够正确对待，泰然处之，避免不必要的紧张和恐慌。

2. 适当参加体育锻炼和户外活动，放松身心。妊娠中晚期，孕妈妈的体形变得臃肿、沉重，许多孕妇懒于活动，整天待在室内，这种做法是不科学的。根据自身实际情况，选择适宜的运动，尽可能多做些户外活动，这样有利于血液循环和精神内分泌的调节，还可放松紧张与焦虑的心情，最终有利于胎儿的正常生长发育。

3. 准爸爸要参加到孕育的过程中。在怀孕的过程中，准爸爸要帮助孕妈妈放松心情，及时调整和转移孕妈妈已经产生的不良情绪。如夫妻经常谈心、给胎儿进行胎教、共同欣赏音乐，必要时还可找心理医生咨询，进行心理治疗。

4. 要做好怀孕以后出现妊娠反应的心理准备。虽然大多数女性为要一个宝宝，早就做好了心理准备，但她们没有想到的是孕后的种种不适会令人如此难受，如头晕、乏力、嗜睡、恶心、呕吐，有的甚至不能工作、不能进食。这只是孕育宝宝经历的第一步。要减轻这些症状，可在早晨起床时先吃一些饼干或点心，吃完后休息半小时再起床，无论呕吐轻重，都不能不吃东西。要选择清淡可口的蔬菜、水果，少吃油腻、太甜的食物，以少吃多餐为好。呕吐发作的时候，可以做深呼吸来缓解症状，但嘴里有东西时，不要吸气。如果呕吐严重，就要找医生诊治。

高龄孕妇必知的九大注意事项

高龄孕妇指的是年龄在 35 岁以上第一次妊娠的孕妇。一般来讲，高龄产妇的胎儿宫内发育迟缓和早产的可能性较大，不明原因的死胎也较多，先天性畸形率也相对增加，并且在生产时肌肉力量差，易发生宫缩不好、宫颈的扩张力差、宫颈水肿、宫口不易开大的症状，导致产程延长或难产，使胎儿滞留宫内从而引起胎儿窘迫症。因此，高龄孕妇应更加注意妊娠期的保健、产前监测和检查。

此外，高龄孕妇还极有可能患有妊娠高血压症和妊娠糖尿病，容易影响母胎健康，甚至威胁生命，若原有夹杂其他疾病，易导致胎盘功能过早退化，对胎儿更为不利，这些都应引起高度重视。

具体来说，高龄孕妇在妊娠期需要注意的有：

（1）孕前要进行身体检查。夫妻双方在孕前都要进行身体检查，特别是准备怀孕的女性，除了要进行心、肝、肾等常规检查，还要重点检查生殖系统。

（2）孕前要提前 1 个月口服叶酸。服用叶酸可以避免神经系统发育疾病，如果孕前没有及时吃叶酸，怀孕后要及时补充，直到怀孕 12 周为止。

（3）忌口。高龄孕妇在妊娠期间比 20 多岁怀孕更容易发胖，如果体重过度增加的话极易患上糖尿病，而且腹中的宝宝长得太大会给分娩带来困难，因而高龄准妈妈更需要忌食含糖量高的食物。

（4）进行唐氏筛查。孕 16 ~ 20 周时，要进行唐氏筛查。通过提取孕妇的血液，检测血液中所含有的各种物质的量和浓度来判定胎儿可能出现的一些病症。

（5）进行绒毛及羊水检查。在孕 11 周左右，用一根活检针通过宫颈或腹壁进入宫腔到达胎盘位置，取出少许绒毛组织，进行检查；也可在 16 周左右，于麻醉的状态下，以针头穿刺的方法，取羊水、收集胚胎脱落细胞，进行检查。这项检查是正常的年轻孕妇不需要做的。研究表明，孕妇年龄愈大，唐氏综合征和畸形儿的发病率愈高。因为随着女性年龄增长，卵巢逐渐衰老退变，产生的卵子自然老化，发生染色体畸形的机会就会增多。这项检查可以直接获得染色体的数量，根据检查结果可以知道胎儿是否有异常。这项检查有 0.5% 的几率会导致流产。

（6）进行甲胎蛋白检测。甲胎蛋白检测通常在孕 16 ~ 20 周进行，它是一种无危险的血样检查，通过测定血液中的甲胎蛋白水平判定胎儿是否有神经缺损、唐氏综合征、肾脏和肝脏疾病等。

（7）进行超声波检查。高龄孕妇的超声波检查一般需要做两次，分别在孕 12 周和孕 20 周的时候进行，用来进一步确定怀孕日期及任何发育异常的情况，如腭裂、脏器异常。

（8）加强对血糖、血压等指标的自我监测。高龄产妇易患妊娠合并心脏病、妊娠高血压综合征和妊娠期糖尿病等，由于孕妇体内的血容量比非孕期明显增加，心脏负担加重，有些本身患有心脏病的高龄孕妇很可能由于无法耐受而只得提前终止妊娠。

（9）高龄产妇自然分娩的难度更大，需要提前做好准备。高龄孕妇的骨盆比较坚硬，韧带和软产道组织弹性较小，子宫收缩力相应减弱，容易导致产程延长，甚至难产、胎儿产伤和窒息，所以 90% 以上的高龄孕妇会选择剖宫产。

尽心规避流产，父母合力保胎

中医认为："小产甚于大产。"小产是什么意思呢？妊娠 12 周以内，胚胎自然殒堕者，中医称为"堕胎"。妊娠 12～28 周，胎儿已成形而自然殒堕者，中医称为"小产"。中国传统医学对小产十分重视，有很多相关论述。

中医认为，小产是由于身体阴损或阳损，即气血亏损所致。小产的原因大致分为以下几种：

（1）奇数月易流产。小产一般在怀孕后的第三、五、七月最容易发生。古人认为，三、五、七都是奇数，奇数属阳，而阳主动，所以流产的可能性就会相对大一些。

如果是怀孕三个月以后流产，等到下一次怀孕，在同样的时间，容易再次流产，西医简单地称之为习惯性流产，但未讲明原因。

中医认为，如果是第五个月时流产，就很有可能是脾经的问题，那么第一次流产后的重点就要放在调脾经上，通过中药或其他方法，使脾经的功能强大起来，下次就不容易出现同样的问题了。假如是七个月时流产，就很有可能是肺经的问题，那身体的调理重点就应该在肺经上。

所以有流产经历的女性朋友，最好找个好中医看看，帮助你分析病因，以便对证施药，调理好身体，好迎接下一个健康宝宝的到来。

（2）气血不足，导致小产。母亲先天禀赋不足、气血虚弱容易导致小产。明代医学家张景岳认为：气虚则提摄不固，血虚则灌溉不周，所以多致小产。怀孕时如果腹部流血，则是气虚血虚，母子不安。所以在临床上，我们就要仔细分辨，孕妇究竟是气虚导致收摄不住，还是血虚导致胚胎不发育。然后根据具体情况，或补血，或补气，将母亲的身体调养好，这样才能生出一个健康的宝宝。

（3）不良生活习惯导致小产。纵欲、劳恐、恼怒等不良生活习惯或脾气，容易导致小产。现在有些女孩太过任性骄纵，一旦怀孕，更是娇蛮无理，情绪变化大，一点小事就大闹特闹，这些不良情绪会导致身体产生有毒物质，侵害胎儿。

（4）外伤和不健康的食品导致小产。不少孕妇都是因为腹部受到碰撞，或是挺腰摘挂高物时引发的流产。所以孕妇朋友们要时刻注意，保护好自己的肚子，比如看到公共汽车太挤了就不要上了，等下一趟，迟到事小，孩子事大。

孕妇保胎其实很简单，不用吃什么补药，孕妇及其丈夫主要应记住以下四点：

首先，安睡勿劳。孕妇一定要保障好睡眠，不要过度劳累。睡眠是养阴血的好办法，过度劳累易使胎盘的血液供应不足，胎儿的发育就会受到影响。

其次，靠食物补气血。孕妇要补气血，但千万不要以为补气血就是吃补品，孕妇要做的就是好好吃饭，靠食物来补气血。古人认为，保胎的最佳食品是猪肚，此外还有猪肺、鲫鱼、白菜、海参、菠菜、莲心、莲藕、山药等食物。尤其到了妊娠六七个月以后，可以多吃一点麻油，麻油能帮助孕妇解毒。临产前，腐竹也可以多吃一点，古人认为腐竹最能帮助生产，使得生产顺利，减少痛苦，即有滑胎的作用。

再次，防腰痛。腰痛极有可能导致堕胎。如果孕妇出现腰痛，一定要及时加以护理和救治，尽快去正规的医院进行调养。

最后，调情志。现代人为什么养尊处优，吃得又很好，反而小产的人数很多呢？其实原因很简单，现代人思虑太重了。所以，孕妇一定要学会调节情绪，丈夫及其家人也都要多体谅孕妇的难处，悉心护理，一家人和和气气地共同迎接小宝宝的诞生。

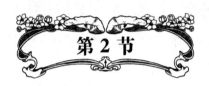

逐月养胎，孕期的每一天都不能大意

妊娠一月，养好身体，顾好情志

《脉经》中强调女人怀胎十月期间，每个月都有一条经脉在养胎过程中起最重要的作用。在妊娠第一个月时，足厥阴肝经的作用最为明显和突出。事实上，孕妇喜欢吃酸性食物，就与肝经有着密切的关系。肝主藏血，女人刚怀孕的时候，特别需要用血来滋养孩子，所以此时肝阴就会略有不足。五脏与五味相对应，肝在五味里对应的就是酸，所以就有了女性怀孕后偏爱酸食的情况。

对妊娠一个月的妇女来说，饮食上要"精熟酸美"。"精熟酸美"，首先是说食物要做得很精致，色香味俱全，好引起孕妇的食欲，同时要易于消化吸收，不要人为地造成脾胃的负担；其次不要吃生冷的食物，比如日本料理、绿豆等寒性比较大的食物；再者就是"酸美"了，既然妊娠一月为肝经所养，那孕妇就应多吃些酸味的美食，养好肝经，以便给肚子里的胚胎提供更多的血来滋养其茁壮成长。

现在西医比较强调妇女怀孕初期补充叶酸（一种 B 族维生素），认为叶酸缺乏会导致胎儿神经管畸形。其实叶酸在绿叶蔬菜、水果中储量很丰富，比如油菜、甘蓝、小白菜、豆类、香蕉、草莓、橙子等都是叶酸的优质来源，在动物的肝脏中也有大量叶酸，每天适量食用，即可保证叶酸的充分摄入。

大麦是怀孕第一个月的孕妇最应该吃的食物。因为大麦具有很强的生发之力，而胚胎的成长也属于生发阶段，所以此时吃大麦十分有益于孩子的生长。孕妇可以根据自己的喜好，选择各种面食来吃，既满足了食欲，还能促进孩子的生长，两全其美。

此时的孕妇尽量不要吃偏腥味的食物，比如鱼类、海鲜等。腥味对应的是肾。女性有妇科病的话，通常下体都有些腥臭味。腥味对孩子的发育不好。孩子生长在母体的下焦之中，此处血腥气较多，再吃腥，会加大对胚胎的刺激，影响其正常发育。

对于那些刚怀孕爱呕吐的孕妇来说，最好少吃高蛋白等营养高、难消化的食物，也要少吃肉类。其实这时不需要太补，一个女人二三十年积攒的东西足够胚胎用了，太补反而不好。但也有的妇女在怀孕期从头吐到尾，小宝宝的营养会有些跟不上，准妈妈的免疫力也会下降，尤其是头三个月，是细胞分化的关键期，准妈妈一定要休息好，尽量少食多餐，注意营养的全面均衡。

妊娠一月，孕妇在日常生活中还要注意以下两点：

（1）孕妇怀孕期间不要做过分用力的事情。肝在五脏里主筋，肝血足则手指灵活，能摄能抓。在怀孕的第一个月，孕妇不可以太用力，太过用力容易导致流产。

（2）孕妇怀孕期间一定要平心静气。因为心情不静就会调气血上头，下焦的气血就会不足，这样就会影响胎儿的生长，所以孕妇此阶段一定要控制自己的情绪，放松心情，保证好睡眠等。

妊娠二月，打造孩子的"面子工程"

"妊娠二月，名始膏"，意思是怀孕第二个月时，妈妈肚子里的小生命就像膏脂一样精美。这个时期，足少阳胆经的作用最为明显。

胆经主人体之精的生发。《黄帝内经》讲："凡十一脏取决于胆。"因此这阶段是血脉生发而生成胎儿重要苗窍的时机，此时要想让胎儿能够很好地生发，最重要的原则就是保持一个安静的生长环境。同时，饮食上仍然要避免吃一些腥味和臊味的东西，比如像卤煮一类的"下水"就不要吃了。

怀孕的头三个月特别重要，孩子面部的一切问题都是孕期的头一百天造成的。比如，有的孩子生出来就是兔唇，这就很有可能是母亲在怀孕的头三个月内，情绪上曾受到过强烈刺激。

怀孕前三个月是孩子五官的主要生成阶段，五官为人体最"清灵"的器官，所以它们对食物的味道也很挑剔。此阶段，孕妇最好少吃肉，多吃素。肉为腥臊之物，吃多了，对塑造一个眉清目秀的孩子不利，孕妇最好多吃蔬菜水果、五谷杂粮一类的偏素的食物。

此外，在五官的形成时期，五脏六腑的构造也基本建立起来了，只不过一切都还很脆弱而已。因此，这也使得这一时期成了流产和畸形的高发期，孕妇切不可沾烟酒，准爸爸最好将有辐射的电器搬离孕妇，以免其受影响，使得胎儿出现什么意外。

妊娠三月，呵护胚胎发育

前面我们提到过，如果胚胎发育不好，怀孕到第三个月时很容易导致流产。如今，这一问题显得越来越严重，主要有以下几点原因：

（1）现代社会各式各样的污染愈发严重，吃的用的都常有问题，受精卵由胚转胎的时候如果受到污染，就有可能导致流产。

（2）孕妇气血不足也保不住胎儿，再加上年轻的孕妇由于缺乏经验，在日常生活中不注意一些细节问题，比如不按时休息、不好好吃饭、过度劳累等都有可能导致流产。

（3）孕妇受到化学药品侵害也会导致流产。

（4）如果孕妇有过人工流产史，甚至多次流产过，也会导致无法固摄胎儿而流产。

（5）准爸爸的精子质量本身就有问题，这也会导致孕妇流产。

所以说，如果孕妇在怀孕前三个月出现流产现象的话一定要仔细寻找原因。如果是胚胎本身质量不够好自动流产的话，年轻的父母就不要过度伤心了；如果是父母双方习惯方面的原因造成的意外流产，就要引以为戒，改变过去的不良习惯，等养好身体后再考虑怀孩子的事情也不迟。

此外，怀孕第三个月，正是胎宝宝全身器官和骨骼的发育时期，因而对钙的需求特别强烈。吸收钙质除了通过日常饮食和少量的药物补充外，晒太阳也是一个很好的方式。准妈妈多晒太阳，不仅能够有效吸收维生素 D，以利于体内钙质的合成吸收，而且阳光中的红外线还可透过皮肤到皮下组织，起到加温的作用，从而使血管扩张，促进血液循环和全身的新陈代谢。准妈妈多晒太阳，自身更有活力，宝宝也能够更健康。

除了有利于体内所需营养元素吸收之外，晒太阳还能够有效防止准妈妈产生情绪波动，帮助准妈妈保持稳定良好的心情。怀孕时由于体内激素失调，加上这一时期仍然存在的妊娠反应，会给准妈妈的身体和心情都造成诸多不适，准妈妈很容易出现情绪波动和情感障碍，而若长期处于这种波动的情绪状态下，一不利于胎宝宝的健康发育，二也使准妈妈有患上妊娠抑郁症或妊娠期其他心理问题的可能。而多晒太阳能够改善准妈妈的新陈代谢，使准妈妈有效减少身体上的不适，进而能够帮助准妈妈主动调节自己的情绪，保持良好的身心状态。可以说，常晒太阳是防治准妈妈妊娠抑郁症等心理疾病的一个有效办法。

但是从这个月起，准妈妈的身体上会开始慢慢长出难看的妊娠斑，于是她们随之就会担心多晒太阳会使体内黑色素沉积，从而生出更多的妊娠斑，影响形象。虽然阳光中的紫外线的确有可能使皮肤上的黑色素沉着，但只要控制好晒太阳的时间、做好防晒措施，这种影响还是很微弱的。准妈妈可以挑选阳光最好的午后，一次晒太阳的时间不超过 15 分钟，也可以擦一些适合孕妇用的防晒霜、隔离霜，减少紫外线对皮肤的伤害。

妊娠四月，静形体、和心志、节饮食

怀孕四个月的时候，胎儿的血脉贯通了。在中医看来，此时对于母体，是手少阳三焦经在滋养胎儿。这时胎儿的五脏六腑都开始初具规模，为了养胎，孕妇一定要静形体、和心志、节饮食。

《素问·五脏生成篇》中说五脏的生成："心之合脉也（心与血脉相合），其荣色也（心血的表现在面色），其主肾也（水克火，肾是心的主，肾精是血脉的原动力）。肺之合皮也（肺的生成与皮的收敛功能相合），其荣毛也（肺气的宣发表现在毛），其主心也（火克金，心是肺的主）。肝之合筋也（肝与筋合），其荣爪也（其表现是手爪的生成），其主肺也（金克木，肺能肃降，肝才能生发）。脾之合肉也（脾与肉合），其荣唇也（其表现在嘴唇），其主肝也（木克土，肝又是脾运化的动能）。肾之合骨也，其荣发也（肾气的外现是毛发），其主脾也（土克水，脾土是肾精的来源，这就是后天养先天的意思）。"

由此可知，要想成就五脏，相克是要点，有克制才能生长。就人生而言，人生不能滥用自由，有克制才能有成就。

到四个月的时候，胎儿差不多成形了，于是开始在妈妈肚子里闹腾起来，这时妈妈的肚子也开始明显凸起来了。

妊娠四个月的母亲在行动方面要很小心，同时要保持心情的愉悦，这样才能保证三焦经的通畅。此时，孕妇在饮食方面还应注意三点：

（1）多吃水稻和粳米。水稻偏凉性，适宜这一时期的孕妇食用。

因为孩子在母腹中是个阳物，属热性，如果热上加热就不好，但也不要因此去喝冰水，吃些当令的水果就好，比如柠檬汁、山楂汁、土豆泥等，还可以止呕。所谓粳米，就是陈粮。陈粮的特性为生发之力不强，这时一切以舒缓生发为宜。

（2）多吃一些容易消化吸收的食物。比如，多喝点羹汤、菜粥等。

（3）这个时期孕妇可以开点荤了。孕妇此时可适量吃鱼，且应尽量食用受污染较小的海鱼。

妊娠五六月，孕妇应该适当运动

怀孕五个月时，胎儿赖以生长的胎盘已经形成，羊水的体积也在不断地增大。此时的孕妇要注意以下几点：

（1）在生活起居上要早卧晚起。因为只有睡眠最有助于养气血和恢复体力，妈妈气血足，宝宝才能更多地吸取营养。

在这个时期内，孕妇注意不要做艾灸，因为胎儿是一团阳气，在母亲肚子里相当于一个火盆，这个时候再做艾灸的话，就是火上加火。而且孕妇还比较忌讳闻艾草的味道，因为艾草的味道太通窜了，对保胎不利。

（2）这时孕妇的妊娠反应已基本结束了，饮食上，孕妇食欲大增，但既不要吃得过饱，也不要怕变胖而挨饿。这时可以多吃一些牛羊肉和面食，以帮助五脏来养气。

孕妇怀孕六个月时，胎儿开始长筋，此时胎儿最需要养的是力气和背脊，而这些主要依靠的就是足阳明胃经。胃生气生血，就是说气血都从胃来，血足则能濡润筋骨。

筋连缀着四肢百骸，它的特点是柔韧。

自古中国就有句俗语：筋长一寸，寿延十年。可见筋与人的寿命关系密切。

为了孩子的筋长得柔韧强壮，孕妇要开始活动起来不能老坐着躺着。

在这个阶段，孕妇要从头五个月安安静静的养胎阶段，过渡到进行适量活动的阶段。比如，此时孕妇可以出去逛公园、郊游，多呼吸些新鲜空气，多走动走动，这样对胎儿筋的发育会很有好处。

此阶段，孕妇不宜吃得太饱，但是可以吃一些肉类，肉类补精血，可以满足胎儿对血的需求，血足则濡养筋脉。

妊娠七八月，感受生命律动

中医认为，妊娠第七个月是胎儿骨节动作屈伸的活跃期，这是为了运化血气。妊娠六个月时，连缀四肢百骸的筋已经生成，所以从这个月开始，胎儿在母体当中表现得比较活跃，在动作上开始伸屈手臂与腿，也就是俗称的胎动。

胎动对于母亲来说，是件特别欣喜的事情，终于可以切切实实地感受到宝宝在肚子里的活动了，他的每一次踢腿伸脚，都是那么的真切和有趣。很多母亲都是在这个时候，才明白了生命的伟大和神奇，也体味到一种前所未有的幸福。此时，准妈妈不要大声说话、不要号啕大哭，少洗浴，不要吃寒凉的食物，因为这些都会伤肺。

胎儿虽然是纯阳之体，有热象，但作为母亲，也不要喝冷饮，吹空调。伤了母亲的肺经，就等于伤害了孩子的肺气和皮毛。所以即便是在炎炎夏日，孕妇体热难耐，也不要喝冷饮、吹空调，可以多喝白开水，扇扇扇子，倘若图一时之快，毁了孩子的健康，就太不值得了。

此外，妊娠八月也是养孩子皮肤的，此时主要靠手阳明大肠经来养。这个时候，胎儿皮肤的柔韧度都已经长成，而且非常光滑，身体开始变得肉乎乎的。在饮食上，孕妇要注意不吃味道特别腥膻的东西，因为对孩子官窍的发育不好。同时要少摄入高盐高热的食品，多吃谷物和富含纤维素的蔬菜，比如芹菜等。

在此期间，胎儿发育得很快，会掠夺母亲的不少气血，很容易使得准妈妈出现腰酸背痛、气虚贫血、代谢变慢、水肿便秘等现象，不过这些在孩子出生后都会痊愈，所以准父母们都不必过于担心，只要在怀孕期间适当调理，避免出现危险即可。

临产期，准妈妈要学会正确分娩

分娩对女性来说，是人生一件大事，因为它不仅关系到女性自身的健康，也影响着胎儿的健康。所以，如果你希望自己的孩子健康，就一定要学会（准爸爸们要帮助你的妻子）正确地分娩。

一般来说，分娩分为三个连续的产程。

第一产程是从有规律的子宫收缩开始，至宫颈口完全扩张达 10 厘米，能使胎头娩出为止。

这一过程对于初产妇来说需要 4～24 小时。在此期间，孕妈妈要做到以下几点来配合医生：

（1）尽量保持镇静乐观的情绪。

（2）按时进食，补充足够的营养。

（3）按时排尿，每 2～4 小时一次，排空膀胱，以免阻碍胎头下降。

（4）如果胎膜未破，经医生同意，可在待产室内行走活动。

（5）宫缩时也可做一些辅助的减痛动作。

第二产程是从宫颈口完全扩张到胎儿娩出为止，这个过程一般需半个小时到两个小时的时间。孕妈妈需要做的是：

1. 调整呼吸。

第二产程的呼吸特点为屏气呼吸。未宫缩前吸气，宫缩高峰时屏气用力，切莫呼喊。宫缩过后要给自己打气，以迎接下一次宫缩。呼吸的频率不宜过快，以 10～15 次/分钟为宜。快而深的呼吸易出现过度通气状态，使血中二氧化碳急剧排出，从而引起脑血管挛缩、脑缺血，导致头晕，甚至四肢末端麻木。

2. 学会分娩呼吸法。

分娩呼吸法是临产及分娩过程中所采用的呼吸法，练习分娩呼吸法可以缓解分娩疼痛，增加血液中的氧气，产妇和胎儿都会感到舒服。将注意力都集中到呼吸上，可以避免腹部或其他肌肉白费力气，且有助于宫颈口扩张。

在产程中的不同阶段，分娩呼吸法的要点如下表：

产程中的不同阶段，分娩呼吸法的要点

阶段	分娩呼吸法的要点
第一产程	（1）宫缩来临时，先深呼吸1次。 （2）用鼻子吸气，以嘴巴缓缓吐出。 （3）宫缩终了时，深呼吸1次，务必放松全身。 （4）尽量以平常心态度过这一时期，并保持体力。
第二产程	（1）宫缩来临时深呼吸。 （2）不要吸气太多或吐气太多，吸气与呼气的量相等。 （3）注视一个点，仔细听自己的呼吸声。集中注意力，让呼吸有节奏感，与子宫收缩节奏相配合。 （4）在宫缩间歇期，一定要全身放松休息。
第三产程	（1）首先做2次深呼吸，第3次时屏住气，向肛门方向用力，像解干大便一样，用力时间愈长愈好。 （2）很难受时，中途可以休息一下，一次宫缩应用力2~3次。 （3）收缩终了时，深呼吸1次。

3. 正确用力。

胎儿娩出前，由于胎头压迫盆底肌肉，产妇有排便感觉，并不由自主地向下用力。正确地用力以增加腹压对分娩至关重要，要在宫缩时用力。有时会阴部撕裂的疼痛会影响你用力，这时你要放松，医生已做好接生准备，会尽量保护会阴，帮助你的宝宝顺利娩出。

第三产程是从胎儿娩出后到胎盘娩出为止，初产妇需十分钟到一个半小时。胎儿娩出后，仍会有宫缩促使胎盘娩出，只是这时的宫缩相对来说是无疼痛的。随后，医生会替你收拾整洁，如外阴有裂口，则会做局部的缝合。

了解了分娩的流程，我们还要了解一下产妇分娩前，家人在饮食上需要做的一些准备，这样会给产妇分娩时以至月子里带来很多益处，不妨试一试。下面是我们为准妈妈们推荐的一些不错的食物：

1. 莲藕干贝排骨汤

材料：莲藕、排骨适量，干贝若干，水适量。

做法：干贝于前一天晚上用 10 倍的水浸泡至第 2 天，浸泡的水留着备用；莲藕洗净，不削皮也不切片，留下两头的节，以整节的方式下锅；排骨汆烫过后，将所有食材放进锅里，加进 6 倍的水（含浸泡干贝的水）及少许盐，开大火煮滚后，改用小火炖两个小时即可食用。

功效：此汤有助于改善体质，增进产力。

提示：孕妇按体重每千克需要 10 克莲藕，即一个体重 50 千克的孕妇，需要取 500 克莲藕，以此类推。莲藕最好选大一点的，排骨重量与莲藕相同，干贝取莲藕的 1/10，一般以 7 颗为平均分量。最好用土锅或陶锅来炖煮，吃时注意把莲藕、干贝、排骨以及汤都全部吃掉。

2. 鱼头汤

材料：五花肉、豆腐、香菇、姜若干，大白菜 1 颗，鱼头 1 个，

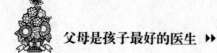

盐适量。

做法：五花肉、香菇切丝，鱼头用油煎到半熟；锅里放少许油加热后，放进五花肉、香菇丝、姜丝爆香；再放入大白菜、豆腐、鱼头及水，蒸煮 2 小时后放进少量盐即成。

提示：这道汤很香，完全不必加味精。如果要吃饱，亦可加入粉丝或面条，最好用土锅或陶锅来炖煮。鱼头里钙质含量非常丰富，如果和大骨汤、鸡骨汤轮流食用，可以更好地帮助孕妇增加体力。

3. 红枣羊肉汤

材料：优质羊肉 350 克，红枣 100 克，红糖 100 克，15～20 克黄芪，15～20 克当归，1000 毫升水。

做法：上述材料一起煮，在煮至约 500 毫升后，倒出汤汁，分成 2 碗，加入红糖。

食法：在临产前 3 天开始早晚服用。

功效：食用此汤能够增加孕妇的体力，有利于顺利分娩。同时还有安神、快速缓解疲劳的作用。对于防止产后恶露不尽也有一定作用。

4. 养肝汤

材料：红枣若干，热开水适量。

做法：每天取红枣 7 颗洗净，在每颗红枣上用小刀划出 7 条直纹，帮助养分溢出，然后用热开水 280 毫升浸泡 8 个小时以上，接着再加盖隔水蒸 1 个小时即成。

食法：不论是自然产或剖宫产，需在产前 10 天开始喝，每天喝 280 毫升，冷热皆可，一日分 2～3 次喝完。产后仍需持续喝两个星期，不过要把滚水换成煮过的、酒精已完全蒸发的米酒水。

提示：养肝汤既可帮助产妇排解麻醉药的毒性，还可减轻刀口疼痛，对剖宫产者的产后恢复有良好作用。要注意，养肝汤虽好，但不能太早喝，以免上火。同样，红枣数量也不能多，7 颗刚刚好，吃多了也会上火。

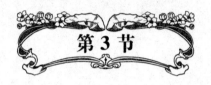

第 3 节

每个妈妈都应该知道的
产后恢复最佳方案

顺产，孩子来到世上的最佳途径

　　顺产也就是阴道分娩，是胎儿出生的最佳途径，因为这是一个"生理"过程。而剖宫产是在不能正常分娩时，医生为了确保母婴的安全，不得以采取的分娩方式，这是一个"病理"过程。能够顺产说明母婴身体的状况良好，所以自然分娩的产妇在产后一般身体状况较好，恢复得也快，乳汁充足，而且婴儿生长发育良好。而大多数剖宫产产妇的身体素质大不如顺产的产妇，身体虚弱，恢复得也慢。所以，剖宫产易给母婴的身体留下隐患。

　　剖宫产是一个开腹的大手术，可是产妇却不能得到很好的休息，出了院还要照顾孩子、给孩子喂奶等，所以许多产妇在宝宝还没满月时就出现了身体不适，如腰酸腿痛、头晕、记忆力减退、睡眠不好等情况，甚至还会出现产后抑郁症，这都与产妇身体虚弱，没能及时得到恢复有关。

另外，剖宫产的切口，现在多采取横切口。这样的话，腹部纵向运行的任脉、足少阴肾经、足阳明胃经、足太阴脾经、足厥阴肝经都会因此受到损伤，相应脏腑的功能也会受到不同程度的影响，多数人一年后刀口处的皮肤仍感麻木，这说明局部的血脉仍然运行不畅。

还有，乳汁是母亲血液的精华，只要乳房发育正常，母亲气血充足，乳汁的分泌也就充足。而剖宫产手术中的失血容易造成产妇气血两亏，从而导致产妇乳汁分泌减少或缺乳，使婴儿多以混合喂养或人工喂养为主，这类婴儿比单纯母乳喂养的婴儿难带，所以更易造成母亲的疲劳。

上面是剖宫产给大人造成的伤害，下面我们再看一下给孩子造成的伤害。

顺产的胎儿，他们的头部和身体由于宫缩而受到挤压、摩擦，使他们的身体、心理发育得到最后一次强化，实现了人生第一次自我适应。因此，他们的外界适应能力强，生命体征稳定，心理发育良好。而剖宫产的婴儿由于缺乏产程的影响与训练，外界适应能力不强，心理发育也不如顺产的胎儿，且易出现新生儿呼吸窘迫综合征或剖宫产儿综合征，往往需要得到更多的照顾与训练。除了上述原因外，还有一点非常重要，剖宫产使产妇的身体受到重创，造成气血两亏，如不及时补充营养、注意休息，这时吃母乳的婴儿也会出现气虚的症状，如易惊、多汗、胃口不好、便秘、免疫力差等。因此，最好选择顺产而不要轻易剖宫产。

当然，如果孕妇的身体状况无法支撑顺产而必须剖宫产的话，一

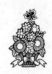

定要注意以下几点：

（1）不宜平卧。手术后麻醉药作用消失，产妇伤口感到疼痛，而平卧对子宫收缩疼痛最敏感，故应采取侧卧位，使身体和床成 20～30 度角，将被子或毛毯垫在背后，以减轻身体移动时对切口的震动和牵拉痛。

（2）不宜静卧。术后知觉恢复后，就应该进行肢体活动，24 小时后应该练习翻身、坐起，并下床慢慢活动，这样能增强胃肠蠕动，尽早排气，还可预防肠粘连及血栓形成而引起其他部位的栓塞。

（3）不宜过饱。剖腹手术后多食，会导致腹胀，腹压增高，不利于康复。所以，术后 6 小时内应禁食，以后逐渐增加食量。

（4）及时排便。剖宫产后，由于疼痛致使腹部不敢用力，大小便不能及时排泄，易造成尿潴留和大便秘结，故术后产妇应按平时习惯及时大小便。

（5）严防感冒。感冒咳嗽可影响伤口愈合，剧烈咳嗽甚至可造成切口撕裂。已患感冒的产妇应及时服用药物治疗。

（6）要确保腹部切口及会阴部清洁，发痒时不要搔抓，更不要用不洁净的物品擦洗。

育儿小贴士

一般来说，顺产产妇会阴部的伤口，医生都会给予处理和指导帮助。但是，出院以后，产妇回到家，应该每天用高锰酸钾温水坐浴，而且应该一天两次，一次 15 分钟左右。这样可以达到消炎、消肿，促进伤口愈合的目的。值得注意的是坐浴时的水温应该是温热的，如果水冷了，就要及时加进热水，务必保持一定的水温。另外，也可每天利用物理治疗仪照射 20 分钟左右，效果也不错。

产妇如果是剖宫产的话，那么其伤口拆线后最好用有促进血液循环功效的物理治疗仪，每天对着伤口处照射 20 分钟左右。前半个月内一天两次，半个月后一天一次，坚持两个月后，刀口处才能彻底长好。此外，为了自己的身体健康，产妇们一定不能怕麻烦，实在不方便，可用热水袋焐刀口处，每天坚持一次，两个月以后，受伤的子宫及腹部的刀口才能彻底治愈，不留后患。

产后女人该如何护理自己

女人在坐月子的过程中，实际上是新妈妈的整个生殖系统恢复的一个过程。恢复得不好，会影响产妇的身体健康，同时也会影响到孩子的健康发育和成长，所以这个时候女人为了自己和孩子一定要呵护好自己。那么在坐月子的过程中该注意哪些细节呢？

（1）吃好、睡好。产妇的身心极度劳累，所以分娩后的第一件事就是让产妇美美地睡一觉，家属不要轻易去打扰她。睡足之后，应吃些营养高且易消化的食物，同时要多喝水。"月子"里和哺乳期都应吃高营养、高热量、易消化的食物，以促使身体迅速恢复及保证乳量充足。

（2）尽早下床活动。一般情况下，顺产的产妇在第二天就应当下床走动。但应注意不要受凉并避免吹冷风。也可以在医护人员的指导下，每天做一些简单的锻炼或产后体操，有利于恢复，并保持良好的体形。

产后一个星期，产妇可以做些轻微的家务劳动，如擦桌子、扫地等，但持续时间不宜过长，更不可干较重的体力活，否则易诱发子宫出血及子宫脱垂。

（3）注意个人卫生。"月子"里产妇分泌物较多，每天应用温开水或1：5000的高锰酸钾溶液清洗外阴部。勤换卫生巾并保持会阴部清洁和干燥。

产妇每天应刷牙一两次，可选用软毛牙刷轻柔地刷动。每次吃东西后，应当用温开水漱口。居室内经常通风，室内温度不可太高，也不可忽高忽低。过去常有将门窗紧闭，不论何时产妇都要盖厚被的说法，这是十分危险的，尤其是在夏季，极易造成产妇中暑。

（4）尽早喂宝宝母乳。分娩后乳房充血膨胀明显，尽早哺乳有利于刺激乳汁的分泌，使以后的母乳喂养有个良好的开端，还可促进子宫收缩、复原。哺乳前后，产妇应注意保持双手的清洁以及乳头、乳房的清洁卫生，防止发生乳腺感染和孩子的肠道感染。

（5）合理安排产后性生活。恶露未净及产后42天以内，由于子宫内的创面尚未完全修复，所以绝对禁止性生活。如果为了一时之欢而忘了"戒严令"，很容易造成产褥期感染，甚至造成慢性盆腔炎等不良后果。

恶露干净较早的产妇，在恢复性生活时一定要采取可靠的避孕措施，因为产褥期受孕也是常见的事，应引起重视。

（6）按时产后检查。产后42天左右，产褥期即将结束，产妇应到医院做一次产后检查，以了解身体的恢复状况。万一有异常情况，可以及时得到医生的指导和治疗。

（7）不要吹风、受凉。如果室内温度过高，产妇可以适当使用空调，室温一般以25℃~28℃为宜，但应注意空调的风不可以直接吹到产妇。产妇应穿长袖上衣和长裤，最好再穿上一双薄袜子。产妇坐月子期间不可碰冷水，以防受凉或产生酸痛的现象。

育儿小贴士

在与宝宝的交往中，爸爸的作用十分重要。如果说妈妈在这个时候的主要任务是用自己的乳汁喂养宝宝的话，那么爸爸就更应该重视与宝宝的日常交流。爸爸和宝宝的交往风格常常不同于妈妈，妈妈可能更多地会使用语言、温柔的抚触和宝宝进行交流，而爸爸则更爱在嬉戏玩乐中与宝宝交流。妈妈的拥抱轻柔，能让宝宝感到特别舒适，而爸爸宽厚有力的臂膀，则会让宝宝充分找到安全感。如果爸爸用带有胡子的脸轻轻地亲亲宝宝的话，就会让宝宝产生不一样的皮肤触觉。另外，爸爸的幽默风趣常常能赢得宝宝的欢笑。

妈妈产后多汗怎么办

产妇分娩后都有出汗多的现象，夏天更为明显，俗称"褥汗"。以夜间睡眠和初醒时更明显，可经常看到产妇的头发、衣裤、被褥被汗液浸湿。多数产妇和家属以为是产后身体虚弱，于是大吃补品，结果却未见效。实际上产后多汗是一种正常的生理现象，不属病态，新妈妈不必焦虑与担忧，一般于产后 10 日左右好转，逐渐自行消失。

产后汗多的原因是，妇女怀孕后体内血容量增加，使大量的水分在孕妇体内潴留。分娩以后，产妇的新陈代谢和内分泌活动显著降低，体内潴留的水分必须排出体外，才能减轻心脏负担，有利于产后机体的康复。另外，产妇喝红糖水、热汤、热粥也是产后出汗多的原因之一。

产妇排泄水分的主要途径有：一是通过泌尿系统从尿液中排出，二是通过呼出的气体以水蒸气的形式排出，三是以皮肤出汗的方式排出。所以，产妇在产褥早期不仅尿量增多，而且皮肤排泄功能旺盛，排出大量汗液，使产妇无论在冬天还是在春秋季节都是汗涔涔的。

产后出汗多虽是正常的生理现象，但产妇本人要加强自我保健与护理。首先室内温度不要过高，要适当开窗通风，保持室内空气流通。其次是产妇穿盖要合适，不要穿戴过多，盖的被子不要过厚，出汗多时用干软毛巾随时擦干身上的汗水，有条件者每天淋浴或用温热水擦浴，产妇应穿全棉内衣内裤，且要勤洗勤换，同时多吃些新鲜蔬菜和水果。一般来说产后 10 天左右多汗的现象便可逐渐减轻。

旧习俗认为，产妇坐月子要"捂"，在炎热的夏天，也要门窗紧闭，穿厚衣、戴厚帽，这种"捂月子"的说法没有科学根据，而且容易使产妇中暑，给出汗多的产妇"火上浇油"。所以盛夏坐月子的母亲，要科学坐月子，千万捂不得，以防中暑，产生不良后果。

妈妈产后心情不好、抑郁怎么办

现在产妇患抑郁症的越来越多，其实这是因为不懂得及时补血造成的。因为现在的人们生活违反常态，吃生冷食物，吃反季水果蔬菜，睡眠少，运动又少，很多女性身体内普遍寒湿重，经络不通，气血下降，整体身体素质不是很好。

另一方面，女性孕育孩子的过程中需要消耗很多的血液，生孩子的时候又要流不少血，而乳汁大部分来源于身体的血液，由此导致产妇的身体损耗了大量的血液。如果不及时补血，极易造成产妇身体内部各脏器的供血不足、功能下降、体质削弱，再加上体内寒湿重，又会浑身痛，所以直接影响到她们的睡眠质量，睡不好觉，精神、情绪当然不会很好。

如果新妈妈能了解一些心理学知识和心理治疗的技术，就可以利用这些知识和技术及时调整和改善自己的情绪。

（1）主动求助法。产后抑郁的女性内心会有一种无助感，心理专家分析，这种无助感可能是幼年被忽略的阴影的重现。这其实是一种希望获得他人关注的信号，所以主动寻求和接受别人的关注是一种很有效的自我保护方式。

（2）放松充电法。适当调节变动生活内容，不要时时刻刻关注孩子而忽略了自己，将孩子暂时交给其他人照料，让自己放个短假，哪怕是两小时、半天，也能达到放松自己和精神充电的作用，避免心理、情绪透支。

（3）行为调整法。女性生产后不适于做剧烈的运动，但一些适当的放松活动是非常必要的，例如深呼吸、散步、打坐、冥想平静的画面、听舒缓优美的音乐等等。

（4）角色交替法。别忘了虽然已为人母，但仍是老公的娇妻、妈妈的爱女，谁也不可能只做24小时全职妈妈，所以要给自己换个角色享受娇妻爱女的权力。

（5）自我实现法。生儿育女只是女性自我实现的一种方式，但绝不是唯一的方式，所以不要忘了还有其他自我实现的潜力和需要。也许趁着休产假的时间还能关注一下自己擅长的事业，等产假结束会有改头换面的新形象出现。

此外，产妇若患上抑郁症，最好的办法就是补气血，多吃一些补血的食物，如红枣、红豆、花生等。不要吃寒凉的食物，要干稀搭配，荤素相宜，少食多餐，多用些汤类食物，利于哺乳。

坐月子期间能不能洗澡

很多妈妈在生宝宝前就开始担心月子期间的清洁问题了，难道真要像民间所说的那样，一个月不能洗头洗澡？爱干净的年轻妈妈们怎么受得了！究竟月子期间能不能像平时那样清洁身体呢？

产妇应该在月子里洗澡。但为什么千百年来民间流传着月子里不能洗澡的习俗呢？这是因为，以往生活条件较差，不能为产妇提供良好的浴室及取暖设施。而分娩时为使胎头顺利娩出，在激素的作用下骨盆关节都打开了，身体的各个关节也会变得较为松弛，所以，产妇在月子里身体很虚弱，不慎着凉确实容易感冒，并由于体虚而不易痊愈。

现代医学研究认为，产后及时清洁身体具有活血、行气的功效，可帮助产妇解除分娩疲劳，保持舒畅的心情；还可促进会阴伤口的血液循环，加快愈合；使皮肤清洁干净，避免皮肤和会阴伤口发生感染；加深产妇睡眠、增加食欲，使气色好转。因此，月子里及时洗澡对产妇健康十分有益。

当然，虽说月子里洗澡有益于产妇的身体健康，不过需要注意以下几点：

（1）产后的前几日，有些妈妈身体比较虚弱，有些则会因伤口大、撕裂伤严重或腹部有刀口，而不适洗澡。遇到这种情况，可先做擦浴，等待伤口愈合的差不多了再洗淋浴。擦澡前，用烧开的水加入 10 毫升的药用酒精及 10 克的盐，掺和成擦澡水，用毛巾沾湿、扭干，轻轻擦拭妈妈的肚子及流汗较多的地方，夏天可早、中、晚各擦一次，天气比较凉爽时，在中午擦洗一次即可。当妈妈体力恢复得差不多了，就可以开始淋浴了。

（2）最好淋浴（可在家人帮助下），不适宜盆浴，以免脏水进入阴道引起感染。如果产妇身体较虚弱，不能站立洗淋浴，可采取擦浴。淋浴时不要空腹，以防发生低血糖；用水不要过热，以免全身皮肤血管过度充血，造成头部供血不足而头晕。此外，应注意浴室中的空气流通，不要怕吹风而导致缺氧。

（3）产后洗澡讲究"冬防寒、夏防暑、春秋防风"。在夏天，浴室温度保持常温即可，天冷时浴室宜暖和、避风。洗澡水温宜保持在35℃～37℃左右，夏天也不可用较凉的水冲澡，以免恶露排出不畅，引起腹痛及日后月经不调、身痛等。

（4）冬天浴室温度也不宜过高，过高易使浴室里弥漫大量水蒸气，导致缺氧，使本来就较虚弱的产妇站立不稳。

（5）洗后尽快将身体上的水擦去，及时穿上御寒的衣服后再走出浴室，避免身体着凉或被风吹。

最后还要注意的是，每次洗澡的时间不宜过长，一般十几分钟即可，如果会阴伤口大或撕裂伤严重、腹部有刀口，须等待伤口愈合再洗淋浴，可先做擦浴。

让自己远离乳头皲裂之苦

喂奶的时候，乳头会发生皲裂。乳头皲裂俗称乳癣，中医称为"奶头风"。其实这是一种病，该病多发生在哺乳期妇女身上，以初产妇为多见和容易发生，也是引起急性乳腺炎的原因之一。其特点是多发生在乳头、乳晕部的皮肤，喂奶时痛如刀割，常常愈合又复发。

那么引起乳头皲裂的原因是什么呢？其实最主要的原因就是喂奶方法不对。

婴儿吸吮过程中，嘴部错误地集中在妈妈乳头上（应该集中在乳窦上），由于乳头本身并不能刺激乳腺泌乳（乳头只起喷乳作用），加上婴儿吸奶力极大，长期吸吮就会出现"干吸"现象，从而导致乳房疼痛和乳头皲裂。因此，只要妈妈能在医生的指导下，以正确的方式喂奶，乳房是不会受到伤害的。

（1）每次喂奶后千万不要从孩子的嘴里往外拉乳头，拉几次乳头就会破。每次喂完奶后，如果孩子睡着了，你就轻轻按一下他的下嘴唇，慢慢地将奶头捡出，就不会破了。

（2）每次喂完奶后都应该挤出少许的乳汁涂在乳头和乳晕上，等晾干后再穿好衣服，这样可以起到杀菌的作用，还能修复破损的表皮。

一定要注意个人卫生，勤换内衣。内衣要为棉质，而且要宽大，不能太紧。

此外，如果母亲的母乳不足，会导致宝宝整日哭闹，体重下降，妈妈必须加用牛奶喂养以弥补母乳不足的问题。加用牛奶的办法是：母乳和牛奶交替喂养，但切忌喂完母乳再加点牛奶补充，这样容易造成母乳完全干涸，宝宝也会慢慢排斥母乳，而应该坚持喂一次母乳就要喂饱的原则。

深夜至清晨最好用母乳喂养，即使妈妈的乳汁量不够，一天只能喂一次，也应该把这一次安排在深夜来喂，这样不仅可减轻妈妈的负担，也有利于宝宝的睡眠。

产后饮食四大原则：精、杂、稀、软

终于生下了可爱的宝宝，不少新妈妈胃口大开，当然家人也千方百计为新妈妈做好吃的。可怎么吃才是正确的，才是真正健康的呢？据营养医生推荐，新妈妈产后饮食应以精、杂、稀、软为主要原则。

（1）精是指量不宜过多。产后过量的饮食除了能让产妇在孕期体重增加的基础上进一步肥胖外，对于产后的恢复并无益处。如果你是母乳喂养婴儿，奶水很多，食量可以比孕期稍增，最多增加 1/5 的量；如果你的奶量正好够宝宝吃，则与孕期等量即可；如果你没有奶水或是不准备母乳喂养，食量和非孕期差不多就可以了。

（2）杂是指食物品种多样化。产后饮食虽有讲究，但忌口不宜太过，荤素搭配仍是很重要的。进食的品种越丰富，营养越平衡和全面。除了明确对身体无益的和吃后可能会过敏的食物外，荤素菜的品种应尽量丰富多样。

（3）稀是指水分要多一些。乳汁的分泌是新妈妈产后水的需求量增加的原因之一，此外，产妇大多出汗较多，体表的水分挥发也大于平时。因此，产妇饮食中的水分可以多一些，如多喝汤、牛奶、粥等。

（4）软是指食物烧煮方式应以细软为主。产妇的饭要煮得软一点，少吃油炸的食物，少吃坚硬的带壳的食物。因新妈妈产后体力透支，很多人会有牙齿松动的情况，过硬的食物一方面对牙齿不好，另外一方面也不利于消化吸收。

五种食物是产妇的必需营养品

由于产妇在生产的过程中消耗了很多的能量，并且马上又给孩子喂奶，所以对产妇进行适当的营养补充是极为重要的。下面我们介绍几种适合给产妇进补的营养食物。

（1）红糖

红糖含铁量高，能为产妇补血，并含多种微量元素和矿物质，能够利尿、防止产后尿失禁、促进恶露排出。但是一般饮用不能超过10天，时间过长会增加血性恶露，并且在夏天会使产妇出汗更多而导致体内少盐。

（2）鸡蛋

鸡蛋除含有丰富的蛋白质外，还含有卵磷脂、卵黄素及多种维生素和矿物质，其中含有的脂肪易被吸收，有助于产妇恢复体力。维护神经系统的健康。

但是要注意的是每天吃3~4个即足够，过多会使蛋白质过剩而诱发其他营养病。

（3）小米

小米含有较多的维生素 B_1 和维生素 B_2，纤维素含量也很高，能帮助产妇恢复体力，刺激肠蠕动，增进食欲。

但是要注意的是小米粥不宜太稀薄，而且在产后也不能完全以小米粥为主食，以免缺乏其他营养。

（4）芝麻

芝麻富含蛋白质、脂肪、钙、铁、维生素 E，可提高和改善膳食营养质量。黑芝麻比白芝麻更好。

（5）鸡汤、鱼汤、肉汤

鸡汤、鱼汤、肉汤含有易于人体吸收的蛋白质、维生素、矿物质，且味道鲜美可刺激胃液分泌，增进食欲，并可促进泌乳。产妇易出汗和分泌乳汁，需水量高于一般人，因此大量喝汤十分有益。

乱用催奶汤害自己又害孩子

谁都希望产后新妈妈的奶水更多、更有营养，这样才能让孩子健康成长，可是有些产妇产后却迟迟没奶，很多家庭会给产妇做猪蹄汤、浓鸡汤等催奶汤。

其实大可不必这样做。摄入这些油腻的高蛋白、高脂肪浓汤，不但影响新妈妈的食欲，也会增加乳汁的脂肪含量。不少新生儿不耐受这种含高脂肪的乳汁，并可能因难以吸收而引起腹泻，对新妈妈而言，这类食物会使初乳变得过分浓稠，引起排乳不畅，容易造成乳房肿胀和乳腺炎。

要注意的是，无论新妈妈有无乳汁分泌，都应该让孩子吸吮乳头，这样可刺激催乳素的分泌，从而促进乳汁的分泌。

通过合理的饮食搭配，如多吃富含优质蛋白质的畜、禽、鱼、蛋、奶和海产品，并增加新鲜蔬菜、水果的摄入，烹调时以炖、煮为主，少油煎、油炸，多喝汤，既可增加营养又可促进乳汁的分泌。

一般而言，分娩后的第一天，应进食易消化的流质或半流质食物，如稀饭、肉汤面、鸡蛋羹、牛奶等；次日起，可进食普通食物，但要以清淡饮食为主。此后，再根据个人的饮食习惯，适当多吃一些促进乳汁分泌的食物，如鲫鱼、鲢鱼、猪蹄等，还可以适当多吃一些豌豆、木瓜、章鱼、花生、黄花菜、核桃仁、芝麻等。

心情和睡眠质量也会影响乳汁分泌，新妈妈应该调整情绪，不要过度紧张。

太冲、膻中两穴，解新妈妈急性乳腺炎难题

做妈妈是女人一生莫大的幸福，但新妈妈也经常会面临这样的情况：给宝宝喂奶一个月左右，乳头就开始胀痛，感觉特别疼，不敢喂奶，严重时甚至不敢碰，一碰就胀疼胀疼的。其实，这就是急性乳腺炎的症状。

急性乳腺炎是指乳腺的急性化脓性感染，是产褥期的常见病之一，常见于哺乳期妇女，特别是初产妇。乳汁淤积和乳头破损是造成乳腺炎的主要原因。初期乳腺炎常伴有乳头皲裂，哺乳时会感觉乳头刺痛，伴有乳汁郁积不畅或结块；乳房局部肿胀疼痛，结块或有或无，伴有压痛，皮色不红或微红，皮肤不热或微热；严重时还可能会导致乳管化脓，出现高热症状。

乳腺炎除了对妈妈自身有很大危害之外，对宝宝也会产生一定的影响，最直接的影响就是妨碍正常的母乳喂养，宝宝可能会因此导致营养不良、营养不均衡、厌倦母乳等问题。因此，为了宝宝和自己的健康，务必要解决急性乳腺炎这一问题，那么该如何解决呢？方法很简单：坚持每天下午 3~5 点按揉太冲和膻中穴 3~5 分钟，然后捏拿乳房，用右手五指着力，抓起患侧乳房，一抓一松揉捏，反复 10~15 次，重点放在有硬块的地方，坚持下去就能使肿块柔软。

对于患上急性乳腺炎的产妇来说，除了进行自我按摩疗法外，生活中还要注意以下方面的问题，这样会有利于乳腺炎的快速痊愈。

（1）每次喂奶前产妇要先洗手，擦净乳头，喂奶后用清洁纱布覆

盖乳头，并用胸罩托起乳房。

（2）产妇奶水过多或宝贝吸不完时，最好用吸奶器及时吸空乳房。

（3）及时清除乳头表面上的乳痂，以免奶水排出不畅，使奶水淤滞在乳房内。

（4）尽量不要让宝贝含着乳头睡觉，这样容易使宝贝切咬乳头，造成乳头破损，诱发乳头感染。

（5）每次喂奶的时间不要过长，以 15～20 分钟为宜，最多不宜超过 30 分钟。

（6）乳房出现淤积的奶块时，可以先做热敷，并轻轻地用手向乳头方向揉动，促使奶块化开，并将奶水挤出或用吸奶器吸出。

（7）发生乳头皲裂时要暂时停止哺乳，用吸奶器将奶水吸出，待伤口痊愈后才能继续哺乳。

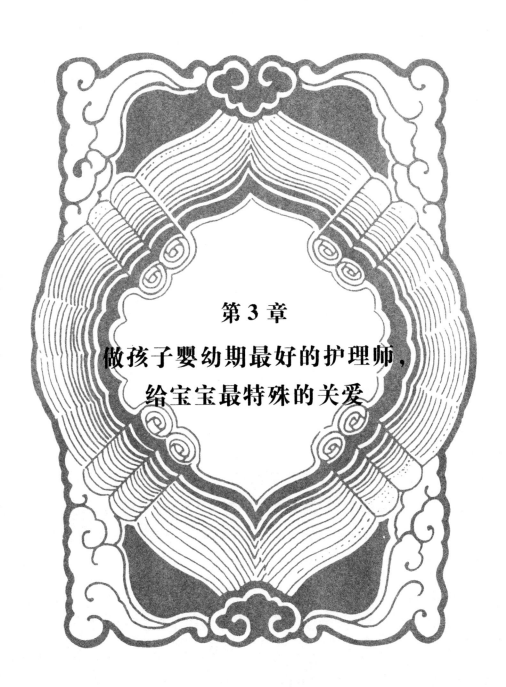

第 3 章

做孩子婴幼期最好的护理师，
给宝宝最特殊的关爱

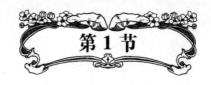

第 1 节

让宝宝在母乳的滋润下健康成长

天然母乳是孩子最理想的食品

　　母乳是天然的和最理想的哺育后代的食品。但是，有些母亲更愿意用牛奶喂养婴儿，而不愿给婴儿喂自己的奶，除了因工作或其他原因外，不了解喂母乳的好处，也是一个原因。那么，用母乳喂养婴儿有哪些好处呢？

　　（1）母乳的营养成分较完备，各种成分的配合比较适当，可满足婴儿的需要，尤其对 6 个月以内的婴儿更为适合。以牛奶和母乳比较，牛奶中蛋白质的含量比母乳高 2 倍，但母乳中含的多半是容易消化的乳白蛋白，牛奶中多半是会在婴儿胃里凝成块的不易消化的酪蛋白。

牛奶中的乳糖含量比母乳少 1/3，而且属于甲型乳糖，有促进大肠杆菌生长的作用，容易引起婴儿腹泻。牛奶中含脂肪量与母乳相似，但其脂肪球较大，容易引起消化不良。牛奶中矿物质的含量比母乳的含量多，但正常婴儿体内矿物质储存较多，母乳已能满足需要。牛奶中维生素的含量多于母乳，但牛奶在煮沸消毒后，维生素 C 已有不少被破坏，而母乳内含的维生素不易被破坏。母乳还含有促进脑组织发育的多种脂、酸和各类专用酶，有利于营养物质的消化。

（2）母乳的成分能随着发育的需要相应地发生变化。产后 1～2 天内分泌的乳汁叫初乳，色黄质稀，含有较多的蛋白质和固体成分，还有轻泻作用，有利于新生儿排出胎粪。随着新生儿的生长和发育，母乳逐渐变浓，量也增多，到 6 个月左右达到最高峰，以满足婴儿需要，这是任何其他乳类所不及的，也是它独具的特殊优点。

（3）母乳含有多量抗体。新生儿能从母乳中获得免疫体，可使婴儿在 6 个月内很少得麻疹、小儿麻痹、腮腺炎等传染病。国外有人专门做过统计，在因病死亡的婴儿中，母乳喂养的只占 1/7，这与母乳中含有多种类型的抗体，能帮助婴儿抵抗多种疾病有关，这种抗体是其他乳品和代用品所没有的。

（4）母乳的温度宜于婴儿食用而且清洁、新鲜，随时可食用，被污染的机会较少。

（5）在产后哺乳，还可能帮助产妇的子宫收缩，使子宫早日恢复正常。母亲用自己的乳汁喂婴儿，可加深母子感情，使小儿获得更多的母爱，也有利于婴儿早期的智力发育，还有助于尽快减去怀孕期所增加的体重，恢复到正常的状态。自己哺育婴儿还能减少一些经济开支。凡是在分娩后有奶的健康母亲，最好自己哺育婴儿，如果因病（如结核、肝脏疾患等）或某些特殊原因不能坚持长期哺育婴儿，最好先用母乳哺养婴儿 6 个月，至少哺育 3 个月后，然后用其他方法喂养。

育儿小贴士

新妈妈要学会给孩子喂奶，让孩子吃好人生"第一餐"。一般来说，新妈妈每次给孩子喂奶时要做好以下工作：

喂奶前最好先给宝宝换尿布，让他在舒适的环境下吃奶；用湿棉球或棉纱清洁乳晕、乳头；斜抱婴儿，用手托住头部，先挤掉几滴奶，然后将乳头送入婴儿口中，紧紧地充满婴儿小口，减少漏气，但注意不要堵住婴儿的鼻孔；哺乳完毕后，将婴儿竖起直抱一会儿，轻拍后背，使吞咽下的空气从口中排出。

有些母亲怕呛着孩子，就只将乳头放入婴儿口中，这是不正确的。正确的哺乳姿势是，妈妈将婴儿斜抱在胸前乳房上，让婴儿能将乳头和较多的乳晕吸入口中，这样做不仅能保证婴儿吸入更多的乳汁，而且有利于预防乳头破裂及奶胀。

早产儿要尽量用母乳喂养

早产儿的吸吮能力因人而异，有的强些，可以吸吮母乳；有的弱些，不会吸吮母乳。对于有吸吮能力的早产儿，可以直接地、尽早地让孩子吸吮母亲的乳头。喂奶时要注意正确的喂奶姿势，帮助宝宝含吸住乳头及乳晕的大部分，这样可有效地刺激泌乳反射，使宝宝能够较容易地吃到乳汁。有时由于早产儿肌张力较低易引起呛噎，这时可让母亲躺下以减慢乳汁的流速，并改变孩子的体位，使他的咽喉部略高于乳头的位置。在哺乳时观察孩子的行动是否有过度疲劳的情况，如果说孩子感到疲劳，就可以稍微休息一下然后再进行哺喂。

吸吮能力差的，先挤出母乳，再用滴管滴入口内。注意动作要轻，不要让滴管划破孩子的口腔黏膜。每 2～3 小时喂 1 次。

在万不得已的情况下才可考虑用代乳品喂养早产儿。首选为优质母乳化奶粉，它的成分接近母乳，营养更易吸收，能使宝宝体重增长较快。在用代乳品喂养的过程中，要密切注意宝宝有无呕吐、腹泻、便秘以及腹胀等消化不良的症状。

早产儿的口与舌的肌肉很弱，消化能力差，胃容量小，可是每日所需吃的奶又不能太少，因此必须分多次喂哺。

另外，喂母乳的早产儿要在医生的指导下补钙。

双胞胎、多胞胎宝宝的喂养方法

双胞胎一般个子比较小，组织器官发育不够成熟，体内糖原储备不足，抵抗力弱，所以，更应注意合理喂养。

母乳仍然是双胞胎儿最理想的营养品。在日常生活中，由于乳母同时喂养照看两个孩子会有许多困难，所以很多母亲就放弃了母乳喂养。一般来说，只要母亲有足够的营养和充分的休息，其乳汁是能够满足双胞胎儿需要的。

在喂养方法上，应该一个乳房喂养一个孩子。每次喂奶时，让两个孩子互相交换吸吮一侧乳房，因为孩子的吸吮能力和胃口有差异，每次交换吸吮，有助于两侧乳房均匀分泌更多的乳汁。

如果乳汁不足，应保证两个婴儿都得到母乳的前提下，先喂体质较弱的孩子，每人再加喂牛奶或奶粉。若产妇无乳汁，就要采取人工喂养。

当然，母亲同时喂哺两个婴儿，应适当加强营养素的补充，同时也要休息好以保证精力旺盛。

双胞胎儿胃容量小，胃肠消化能力差，宜采取少量多餐的哺喂方法。

相对于双胞胎的母乳喂养，多胞胎儿的母乳喂养问题也是很受营养学家关注的。这是因为，双胞胎儿的母乳喂养可以一个一个地轮换哺喂，或者是一边一个，采用环抱式的方法同时给两个孩子一齐喂奶。而对于一胎出生三个或三个以上孩子的母亲来说，困难就大得多了。往往三胎以上的孩子出生时体重大都在 2500 克以下，属于足月小样儿。多胎足月小样儿的基础代谢率高，热量的需求量高，宫内营养不足，肝糖原贮存量低，且糖原异生作用差，以致血浆中异生糖原的氨基酸深度比正常儿高，所以容易发生低血糖，若不及时喂养，其血糖将迅速下降，造成脑发育不良的后遗症，甚至死亡。

　　因此，对多胎小样儿要早期、足量、有效地实行母乳喂养，并按需进行哺乳。但由于多胎的原因，母乳量不可能同时喂饱几个孩子，这就要适当地添加母乳化代乳品，以满足多胎小样儿高基础代谢率，高热量的需求，保证孩子的正常发育和健康成长。

产后缺乳，就找膻中和少泽两大穴

产后缺乳，是指产妇分娩 3 天后，乳汁稀少或全无分泌，这主要是源于产妇的体质虚弱、乳腺发育不良，或产妇厌食、挑食以及营养物质摄入不足，导致乳汁分泌减少，或产妇过度忧虑、恐惧，通过神经系统影响垂体功能。气血虚弱的产妇，可伴乳房松软、胃气不调、神疲乏力、头晕心悸等；肝郁气滞的产妇，可伴乳房胀痛、胁胀胸闷、烦躁易怒等。

中医治疗产后缺乳，刺激穴位是一种很重要的方法，且多数只取膻中、少泽两大穴位。在中医经络学说里，膻中又被称为"气会"，但凡和气有关的问题，如气虚、气机淤滞等，都可以找它来调治，而缺乳的原因只有两种，一种是气血虚弱，一种是肝郁气滞，无论哪一种都离不开膻中穴。膻中穴的位置很好找，两个乳头连线的中点即是。用艾灸刺激这个穴位，每天 1 次，乳汁很快就会下来。

少泽也是通乳的要穴。少泽穴在小指末节尺侧，属于小肠经的井穴。井穴是水流开始的源泉，经脉从这里开始。从字面来看，少是小、幼小；泽是沼泽，低洼，水流聚集的地方，而少泽即是小水塘的意思。因此，刺激这个穴位，就可以使经脉里的水流动起来，水一旦流动，乳汁也就顺势而出了。刺激方法很简单：找几根牙签棒，在小指甲的外侧轻轻按揉，按到感觉酸胀就可以了。每天这样按揉几分钟，婴儿就可以喝到甘甜的乳汁了。

改善产后缺乳的食疗方

　　妇女产后缺乳可以在配合穴位治疗的同时，用饮食加以调理。如果产妇气血不足，就应多进食芝麻、茭白、猪蹄、鲫鱼等既有营养，又可以通乳、催乳的食物；如果产妇肝郁气滞，就应多吃佛手、麦芽、桂花、鸡血、萝卜等具有疏肝理气、活血通络作用的食物。产妇产后缺乳所选用的食品，最好能制成汤、羹、粥之类，一方面易于消化吸收，一方面又多汁，可以生津，从而增加乳汁生化之源。产后缺乳的产妇须忌食刺激性的食物，比如辣椒、大蒜、芥末等，也禁浓茶、咖啡、酒等饮品。

　　下面，再为产后缺乳的妈妈们推荐几款食疗方：

1. 猪蹄通草汤

　　材料：猪蹄 1 只，通草 10 克，水 1500 毫升，葱、盐、黄酒等适量。

　　做法：将全部食材都放进锅里，先用大火煮，水开后用小火煮，煮 1~2 小时，直至猪蹄酥烂为止。

　　食法：待汤稍凉后，喝汤吃肉，每天一次，连服 3~5 天即可见效。

　　功效：猪蹄含丰富的蛋白质、脂肪，有较强的活血、补血作用，而通草有利水、通乳汁功能。

2. 山甲炖母鸡

材料：老母鸡 1 只、穿山甲（炮制）60 克，葱、姜、蒜、五香粉、精盐等适量。

做法：母鸡去毛及内脏，穿山甲砸成小块，填入鸡腹内。入锅，加水及调味料，炖至肉烂脱骨即可食用。

功效：通草性味甘淡凉，入肺胃经，能泻肺、利小便、下乳汁。王不留行是石竹科植物麦蓝菜的种子，性味苦平，二药合用可治疗乳汁不足，疗效更佳。

3. 归芪鲫鱼汤

材料：鲫鱼 1 尾（250 克），当归 10 克，黄芪 15 克。

做法：将鲫鱼洗净，去内脏和鱼鳞，与当归、黄芪同煮至熟即可。

食法：饮汤食鱼，每日服一剂。

功效：治疗产后气血不足，食欲不振，乳汁量少。

4. 猪骨西红柿粥

材料：西红柿 3 个（重约 300 克）或山楂 50 克，猪骨头 500 克，粳米 200 克，精盐适量。

做法：将猪骨头砸碎，用开水焯一下捞出，与西红柿（或山楂）一起放入锅内，倒入适量清水，置旺火上熬煮，沸后转小火继续熬半小时至 1 小时，端锅离火，把汤滗出备用。粳米洗净，放入沙锅内，倒入西红柿骨头汤，置旺火上，沸后转小火，煮至米烂汤稠，放适量精盐，调好味，离火即成。

功效：有通利行乳、散结止痛、清热除淤的作用。

正确抱持，宝宝喝奶才会更舒服

一般来说，中医主张产妇产后立即喂奶，正常足月新生儿出生半小时内就可让母亲喂奶，这样既可防止新生儿低血糖又可促进母乳分泌。

孩子吸吮乳头还可刺激母体分泌乳汁，为母乳喂养开个好头。早喂奶能使母亲减少产后出血。

此外，由于是新妈妈，产妇可能还不太会正确地给孩子喂奶，这里我们具体介绍一下正确的喂奶方法，在以后的哺乳过程中，新妈妈每次都要记得把婴儿放到乳房上，并把乳头及乳晕的大部分放入婴儿的口内，而不应只让宝宝含住乳头，这样做的好处有两个，分别是：

第一，只有婴儿将大部分乳晕含在口内，才能顺利地从乳房吸吮出乳汁。婴儿以吸和啜两种活动方式从乳晕周围形成一个密封环，当吸食时，婴儿的舌将乳头推向口腔顶部（上腭），乳汁是在有节奏地一吸一挤的情况下被吸出来的。只有当婴儿对乳晕后方的输乳管施加压力时，乳汁才能顺利地流出来。

第二，如果乳头能正确地放入婴儿的口腔内，那么，乳头酸痛或皲裂的几率就可以减少至最低限度。

婴儿有很强的吸吮能力，如果他没有含着乳晕而只有乳头在口内，将切断输乳管的通道，这时就几乎没有乳汁流出了，这样乳头就变得酸痛异常，结果乳汁的供应就由于乳汁没有被吸出而减少。婴儿将会吸不到乳汁，并由于饥饿而哭闹。

除此之外，新妈妈还要注意的是，哺乳时要注意卫生，每次哺乳前应洗手、洗乳头、洗乳晕（切忌使用肥皂清洗）。如果自己感冒了，一定要记得戴上口罩，千万不要把病毒传染给孩子。

妈妈乳头疼痛怎么办

在刚开始喂奶的前两周，妈妈的乳头会在宝宝长时间的吸吮下疼痛难忍，有的是因为哺乳方法不正确，没有让宝宝含住整个乳晕而只咬住了乳头，造成乳头皲裂，每次给宝宝喂奶时都疼得钻心。即使喂奶方法正确也会有一段时间乳头疼，这是因为新妈妈乳头的皮肤很娇嫩，经宝宝长时间吸吮后才会变得坚韧，自然会有一个适应过程。有时乳头疼得不敢碰触，连衣服的轻微接触都觉得很痛。每次喂奶时宝宝刚含住乳头时就会让妈妈痛得直皱眉，得咬紧牙关坚持住才行。但是这种情况很快就会过去的，一般 2 周后乳头就会在宝宝的吸吮下变得坚韧起来，不会再感到疼痛了。

此外，也可用下述方法缓解乳头疼痛：

（1）为了减轻乳房疼痛、肿胀，每次喂奶结束后，用冷敷乳房的办法，效果很好。

（2）如果乳房过度充盈（奶胀得厉害），在婴儿含接前，应挤出一部分奶，让乳晕变软，以便于让婴儿有效地含接乳晕。

（3）先用疼痛轻一点的那侧乳房哺喂，然后再用疼痛重的一侧哺喂。喂奶时要轻轻按摩乳房以促进乳汁的流动与乳房的排空。

（4）如果是因衣服材料过敏造成的乳头皮炎，可以尽量穿着全棉的内衣和乳罩。戴一个支持性的、不要太紧的、比较合适的乳罩，晚间也要坚持带，这样就可以有效地保护乳房。在两次喂奶中间尽量让乳头与空气多接触一段时间。

（5）不要过多地清洗乳头，只需要在每天洗澡的时候洗净即可，不要用肥皂洗乳头。另外，每次接触乳房之前，一定要把手洗干净。

（6）不要因为乳房疼痛就放弃喂奶，越是这样，越要经常喂奶，要坚持每隔1～3小时哺喂1次，每次喂奶都要双侧轮换进行哺喂。在喂奶的同时，应轻轻地按摩乳房，如有丈夫或母亲、保姆协助更好，这样能够有效地促进乳汁排出。

育儿小贴士

哺乳期的婴儿有时会突然拒绝吃奶，明明到了喂奶的时间，可是他就是拒绝吃奶。其中，最常见的原因之一就是呼吸困难，这时就必须注意乳房是否盖住了他的鼻孔，或者是不是他自己鼻塞或鼻子不通畅。另外，疲惫也是宝宝拒绝吸奶的另一个原因。当宝宝活动完后，身体有时会感到疲惫，这个时候最好先让他休息一下，之后再喂奶。还有的宝宝睡醒后会拒绝吸奶，这是由于宝宝还没有完全从睡眠状态中转换过来，心情比较烦躁。这种情况下，不要急于哺乳，可先把他紧抱在怀中，轻语逗哄，使之情绪恢复后再授乳。

适当地添加辅食，为孩子的健康打下基础

母乳喂养宝宝有很多优点，但随着婴儿日益长大，到了五六个月的时候，母乳中的营养成分已经不能充分满足孩子的需求，所以这时要给孩子添加辅食。

一般来说，辅食的添加可按如下方法进行：

（1）出生后 2~3 周。每天添加浓缩鱼肝油 1 滴。加鲜橘汁（加水稀释）或菜汁 1~2 汤匙，以补充维生素 C。

（2）出生后 1 个月。除每天 1 滴鱼肝油外，应添加菜汁或果汁，包括番茄汁、山楂汁或橘子汁。开始喂时应将其冲淡，在两次喂乳之间进行。

（3）2 个月。鱼肝油 2 滴，除上述菜汁和果汁外，夏天可增加西瓜水。

（4）3 个月。加鱼肝油 3 滴，菜汁和果汁适当加量。

（5）4 个月。每天加鱼肝油 4 滴（4~12 个月鱼肝油均为 4 滴），除菜汁和果汁外，可加蛋黄。从每天 1/4 个蛋黄开始逐渐增加到半个或整个蛋黄，每天分两次吃，可把蛋黄碾碎调在米汤或牛奶中喂，主要是为了补充铁质，预防贫血。

（6）5 个月。除菜汁、果汁外，蛋黄加至 1/2 个，用开水调成泥状喂，另外添加菜泥，菜泥中可加数滴烧熟后的植物油，搅拌后喂食。

（7）6 个月。除加菜汁、果汁外，蛋黄加至 1 个，同时添加些烂

粥、碎菜、水果泥（苹果或香蕉泥等），可在碎菜中加入少量植物油。可逐渐用辅食代替 1 次喂奶。

（8）7~9 个月。可吃一整个鸡蛋，另外添加些猪肝泥、蟹虾肉泥、鱼肉泥、什锦猪肉菜末、豆腐、鸡肉粥、烂面条、饼干、面包干、鸡蛋羹、水果泥等。

（9）9~12 个月。除上述肉末、肝泥、鱼泥、碎菜、鸡蛋外，可加烂烩饭、烂面条、玉条面粥、炒烂的碎菜、蔬果色拉、煎西红柿、碎虾仁、小饺子、馄饨、包子、水果、馒头、点心等。

辅食是宝宝从母乳过渡到饭食的桥梁，如果桥梁建得好，婴儿就能自然断奶，而后开始正规饮食。这是整个幼儿时期营养的基础，打好这个基础十分重要。

婴儿脏腑娇嫩，辅食从流食开始

很多年轻的妈妈不懂得如何喂养孩子，在孩子很小的时候就让他跟着大人一起吃饭，让他吃干硬的食物。殊不知，小孩子的肠胃脆而窄，过早吃干食、硬食不仅无法消化吸收，还非常容易对孩子娇嫩的脏器造成损害。

消化的目的是将食物磨碎，分解成小分子物质，顺利通过消化道黏膜进入血液，而大分子物质只能通过粪便排出。刚出生不久的婴儿，因消化酶分泌较少，特别是淀粉酶很少，胃肠蠕动能力也很弱，根本无法将大米、面粉、玉米等含淀粉较多的食物分解掉。因此，如果母乳不足，只得用食物喂养，则只能用稀、烂、软的流食。

西方营养学中有种叫"要素饮食"的方法，就是将各种营养食物磨成粉状，这样的食物进入消化道后，即使是在人体没有消化液的情况下，也能直接吸收。由此可见，消化吸收的关键与食物的形态有很大关系，一般液体的、糊状的食物由于分子结构小，可以直接通过消化道黏膜上皮细胞进入血液循环来滋养人体。

喂养孩子的过程，其实也是这个道理。孩子出生时喝母乳、奶粉等液体食物，不需要任何帮助就直接进入血液。6 个月后，增添的稀饭、肉泥等同样在进入消化道后被顺利地吸收生成血液。

在现实生活中，很多孩子的喂养问题都出在 10 个月后开始增添固体食物的时候，以前不爱生病的孩子容易生病了，以前胖乎乎的健康孩子变得消瘦了，气色也不好。究其原因，主要就是因为许多家长为图省事，大人吃什么，孩子也跟着吃什么。孩子牙齿都没长全，胃肠又虚弱，不能将食物消化、磨碎，只能是通过粪便排出来。因此，这时候孩子必须回到吃琐碎食物的那个过程中去。

另外，大一些的孩子，生病后胃口不好，消化、吸收功能减弱，家长也应给孩子吃一些有营养的、糊状的、稀烂的、切碎的食物，以帮助孩子恢复健康。

给孩子喝牛奶的三大注意事项

牛奶是婴儿最重要的辅食，而它本身营养价值又高，可以补充宝宝生长发育所需的各种营养物质，于是很多妈妈每天都让孩子喝牛奶，然而牛奶该不该喝，喝牛奶又该注意哪些事项，恐怕很少有母亲了解。

1. 能否喝牛奶的判断标准

（1）身体寒湿较重、手指甲上的半月形比较少，而且脾胃虚寒、容易肚胀，大便溏不成形，舌苔经常发白的孩子要少喝牛奶，特别是稀薄的鲜奶。

（2）手指甲上半月形较多，平时吃蔬菜、水果不多，而吃荤食较多的孩子，妈妈应该经常给他们喝奶，能起到滋阴、润燥的作用。

2. 牛奶不能冲得太浓

许多年轻妈妈喂养婴儿时，往往图省事，不严格按照说明比例冲配牛奶，甚至有的家长还直接将干奶粉喂给孩子吃。殊不知，孩子常喝冲得很浓的牛奶，不仅会发生便秘，更为严重的是此举还可能引起一种威胁孩子生命的疾病——氮质血症，治疗起来相当麻烦，只有通过透析才能让非蛋白氮"排"出体外。因此，喂养婴儿时，切不可图一时省事，换来孩子终生的遗憾。

3. 牛初乳绝不是高档营养品

牛初乳是母牛产犊后三天内产的奶，一些妈妈认为喝牛初乳能防病，于是把牛初乳当成高档营养品给孩子吃，甚至代替母乳喂养婴儿。其实，牛初乳能防的是牛的病。拿牛初乳喂养婴儿，会造成婴儿营养不良，甚至可能喝出大头娃娃，所以妈妈不要给孩子喝牛初乳。

育儿小贴士

有些宝宝特别爱喝酸奶，但是中医专家认为最好在宝宝 1 岁之后再给他喝酸奶，而且在 3 岁之前还应以配方奶为主，酸奶要在配方奶的基础上进行补充，每天的量在 150 毫升左右。

另外，还要科学区别含乳饮料和酸奶：含乳饮料的蛋白质成分比较低，所以千万别把含乳饮料当成酸奶给宝宝喝。父母在为宝宝选购酸奶时要注意看包装，一般来讲，含乳饮料当中的蛋白质含量大于 1%，而酸奶通常大于 3%，中间的差别是很大的，父母们一定要看清楚。

夜间躺着喂奶，对宝宝健康不利

要满足婴儿对营养的需求，就应增加哺乳时间。新生儿越小，就越需要夜间哺乳，有的新生儿夜间哺乳甚至要达到 4~5 次。

很多妈妈在夜间怕孩子冻着或者懒得起床而躺着喂奶，这是十分不好的习惯，这样很容易造成很多不良的后果，严重者还会危及宝宝的生命，这绝非言过其实。

几乎每年的冬天在急诊室里都可以看到孩子因晚上含奶头睡觉而引起窒息死亡的病例。这是由于新生儿体力弱及反抗能力小，容易被妈妈的乳房压得透不过气而窒息死亡。具体来说，夜间喂奶有以下几种危害：

不少妈妈因为白天劳累了一天，在晚上会很困乏，当躺着给孩子喂奶时，也会很容易不知不觉地睡着，若是中间有不自觉的翻身，就很容易压迫睡在身边含着奶头的孩子，而此时孩子并无反抗能力，从而易造成窒息死亡。

如果夜间躺着喂奶，宝宝在吃完奶后，若是有溢奶或呕吐，会由于口里含着妈妈的奶头而使奶汁或者呕吐物不能够随口吐出，而反流入气管或肺内，从而造成急性窒息。

因此，建议妈妈们在夜间为孩子喂奶时，一定要将孩子抱起来再喂，让孩子斜卧在妈妈的怀里，并且妈妈应该用中指和食指轻轻拖住乳房，以避免乳房堵住婴儿鼻孔。如果奶十分充足或太稀而流得太急，此时妈妈就应该将乳头夹紧一点，以免孩子呛咳或吐奶。喂奶后可将孩子竖起来轻轻拍打背部 3~5 次，等到孩子嗳出气后再让他入睡。

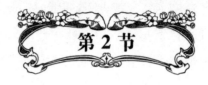

父母的爱，就藏在对宝宝的日常护理中

培养宝宝规律的生活习惯

　　婴儿经过了新生儿期对外界生活环境的适应后，就会根据其生理活动规律形成自身的饥、饱、醒、睡、活动、休息、哺喂、排泄的节律和秩序。从这时候开始，爸爸妈妈就要有意识地在他的生活内容和顺序上给予科学的安排，形成一种合理的生活制度，培养宝宝每日有规律的生活习惯。生活有规律的宝宝会更健康、快乐，不爱生病，也不爱哭闹缠人。这样，爸爸妈妈和其他家人也能节省很多的精力和时间去做其他的工作和家务。

　　睡眠对婴儿来说很重要，6 个月以内的婴儿神经系统发育尚未十分成熟，兴奋持续时间短，容易疲劳，过度疲劳后易转入抑制状态进入睡眠。婴儿体内每个细胞的生长都需要能量，而睡眠是节能的最好办法之一。睡眠时身体各部分的活动都减少了，会使大脑皮层处于弥漫性的抑制状态，对神经系统起保护作用。此外婴儿在睡眠期间体内会分泌出一种生长激素，可以促进蛋白质合成，加速全身各组织的成长，特别是骨骼的成长。所以宝宝要培养良好的睡眠习惯。尽管此时的宝宝常常出现白天睡觉夜晚兴奋的状况，但这时也是宝宝知道了一天有 24 个小时、睡觉和醒来的时间是按照昼夜区分的时候，所以家长在这个时期就要帮助他区分昼夜，纠正"黑白颠倒"的睡眠习惯。

此时还要建立规律的饮食习惯。喂哺要根据婴儿的月龄增长和时间，逐步实现定时定量。对于 6 个月以内的宝宝，当母乳充足的时候，婴儿的胃肠能够形成每隔 3～4 小时分泌消化液的规律，因此应隔 3～4 小时喂一次奶。若不注意培养时间，宝宝一哭就喂奶，就会因进食奶量过多而造成消化不良，这种习惯不仅不好，还会影响身体健康。而且要让宝宝养成专心吃奶的好习惯，在宝宝吃奶的时候不能干扰他，也不要让他边吃边玩，以免延长喂奶时间。另外，此时还需要为添加辅食做好准备，可以帮宝宝开始练习使用勺子。

清洁和排便也要养成规律的习惯。6 个月大的宝宝除了避开喂奶前后的时间以外，在宝宝身体舒适的时间都可以洗澡，但是要保证基本上在同一时间沐浴。平时要养成勤洗手脸、勤换尿布、尿便后及时清洗臀部、勤换衣服和勤剪指甲等个人卫生习惯，还要继续练习规律排便，但此时期的重点训练是建立把尿便时宝宝的条件反射。

每天给婴儿洗脸

宝宝的脸部肌肤十分娇嫩，皮下毛细血管丰富，看起来特别红润有光泽。不过宝宝的免疫能力不强，父母如果不注意为其清洁的话，宝宝的皮肤稍有破损就会发生感染。所以，为了宝宝的健康，父母一定要注意每天给孩子做好脸部的清洁工作。

父母在给孩子清洁面部时要注意以下几点：

（1）婴儿每天都要洗脸，既可保持清洁卫生，又可让宝宝感觉舒爽。由于婴儿皮肤娇嫩，在给他洗脸时动作一定要轻柔。先用纱布或小毛巾由宝宝的鼻外侧、眼内侧开始擦，接着擦耳朵外部及耳后，然后用较湿的小毛巾擦宝宝嘴的四周、下巴及颈部。然后，用湿毛巾擦宝宝的腋下。最后，张开宝宝的小手，用较湿的毛巾将手背、手指间、手掌擦干净。

（2）婴儿鼻涕分泌较多，由于婴儿鼻孔很小，往往造成鼻塞，呼吸困难，这样宝宝就会不好好吃奶，同时情绪也会变坏。如果鼻子堵塞厉害，可用棉签轻轻弄掉。倘若鼻子堵塞得实在厉害，妨碍呼吸，用棉签又不弄出来的话，可用吸引器吸掉。婴儿不能滥用滴鼻药，非用不可时，一天最多只能滴 1～2 次。经常把孩子抱到室外进行空气浴和日光浴，孩子的皮肤和鼻腔黏膜会得到锻炼，鼻塞现象就会减少，只要呼吸趋于正常，鼻塞自然就少了。

（3）婴儿很容易长眼屎等，而且由于生理上的原因，许多孩子会倒长睫毛。如果倒长睫毛，因受刺激眼屎会更多。洗完澡后或眼屎多时，可用脱脂棉花沾一点水，由内眼角往眼梢方向轻轻擦，但千万别划着眼膜、眼球。如果眼屎太多，怎么擦也擦不干净，或出现眼白充血等异常情况时，就应到医院检查，看有无异常情况。

　　总之，宝宝的面部清洁工作，父母一定要用心，动作要轻、慢、柔，千万不可伤害宝宝的皮肤。

育儿小贴士

　　在婴幼儿出生时，第一套牙齿（乳牙）几乎已经完全在颌骨内和牙龈下形成。这时恒牙刚刚开始形成。孩子的乳牙很重要，因为：

1. 嘴嚼食物可帮助颌骨和嘴嚼肌发育。

2. 赋予你的孩子一个良好的面容和微笑。

3. 帮助你的孩子学习说话。

4. 保留空间以便恒牙直接生长。

　　只要孩子的牙齿一萌出，就应该保持清洁。因为一旦乳牙萌出，细菌就会出现，来自食物中的糖被细菌分解而产生酸。频繁的糖摄入，含糖的食物存留在口腔内很长时间，是牙齿龋坏的最大因素。氟化物是防止龋坏的重要因素之一。水中氟化物的含量随不同地区和不同饮用水源而变化，就有关孩子对于氟化物补充的需求，应该咨询儿童牙科医生。

　　此外，哺乳期间要避免让婴儿形成夜间和睡眠时间含奶瓶睡眠的习惯。奶瓶仅应被用作喂养工具，不应该被用作安抚物。

清洁耳朵，宝宝更能听清你的爱语

婴儿的耳屎一般会自行移到外耳道，因此没有必要特地用挖耳勺来掏，否则会损害正在形成中的耳膜和耳鼓，对孩子今后的听觉有很大的影响。在洗完澡后用棉签在其耳道口抹抹即可，切不可深入耳内。

此外，有的宝宝耳垢很软，呈米黄色，常常粘在耳朵里，这种现象就是耳垢湿软。耳垢湿软是天生的，受父母的遗传，是由耳孔内的脂肪腺分泌异常所导致的，脸色白净、皮肤柔软的宝宝比较多见，并不是什么疾病。

宝宝的耳垢特别软时，有时会自己流出来，这时用脱脂棉小心地擦干耳道口处即可，平时洗澡的时候注意尽量不要让水进到孩子耳朵里。不能用带尖的东西去挖耳朵，以免使用不当碰伤宝宝，引起外耳炎。耳垢软的宝宝，即使长大以后耳垢也不会变硬，只是分泌量会比较少。

如果爸爸妈妈不清楚自己也是湿性耳垢的话，当看到宝宝的耳垢很软，就会担心宝宝患上了中耳炎。其实，中耳炎和耳垢湿软还是很好区分的。患中耳炎时，宝宝的耳道外口处会因流出的分泌物而湿润，但两侧耳朵同时流出分泌物的情况很少见。并且流出分泌物之前，宝宝多少会有一点儿发热，还会出现夜里痛得不能入睡等现象。而天生的耳垢湿软一般不会是一侧的，并且宝宝没有任何不适的表现。

宝宝用手指抠嘴，怎么办

　　宝宝吮吸手指的动作有可能会演变为用手指抠嘴，严重时甚至会引起干呕，如果刚吃完奶的话很可能会把奶呕出来。可即使宝宝抠嘴抠到了干呕、吐奶，往往过不了几分钟后又会重蹈覆辙，继续抠，让爸爸妈妈很是头疼。

　　抠嘴既不卫生，也会影响宝宝的发育，因此爸爸妈妈应当予以纠正。宝宝之所以爱抠嘴，一是因为手的活动能力增强了，可以自由支配自己的手指；二是因为出牙导致牙床不舒服，于是宝宝就总是试图把手指伸到嘴里去抠，希望能缓解出牙的不适。

　　明白了宝宝为什么抠嘴，爸爸妈妈就知道如何解决了。平时可以多给宝宝一些方便咀嚼的食物，让他磨磨小乳牙，以促进牙齿的生长，缓解牙床的不适，或是用冷纱布帮宝宝在牙床处冷敷，也能起到舒缓的作用。当看到宝宝抠嘴的时候，可以轻轻地把他的手从嘴里拿出来，给他点别的东西让他拿在手里，转移他的注意力。也可以轻轻地拍打一下他的小手，严肃地告诉他"不"，但不能严厉地打骂，否则会令宝宝恐惧大哭，也起不到任何积极有效的作用。

　　几个月大的宝宝还听不懂爸爸妈妈长篇累牍的大道理，但对于大人的语气、表情和一些简单的如"好"、"不好"之类的判断词还是能够感受和理解的。所以家长即使再着急再生气，也不能大声呵斥宝宝，更不能体罚，也没必要给宝宝赘述一堆大道理，只要用严肃认真的表情告诉宝宝"好"、"不好"或是"对"、"不对"就可以了。要知道，宝宝不会一直都这么做，只要过了这一阶段，都能慢慢好起来。

育儿小贴士

由于出生后的婴儿正处于骨骼发育成长的高峰阶段，指甲长得特别快。1~2个月的婴儿的指甲以每天0.1毫米的速度生长，10天就能长1毫米，1个月能长3毫米。

指甲和指甲缝是细菌滋生的场所，虫卵在指缝中可存活多天。宝宝在咬指甲时，无疑会在不知不觉中把大量病菌带入口腔和体内，导致口腔或牙齿感染，严重的还会引发消化道传染病，如细菌性痢疾，肠道寄生虫病如蛔虫病、蛲虫病等。而且婴儿喜欢用指甲搔脸部及身上其他痒的部位，往往会抓破皮，因此要常给宝宝修剪指甲。

此外，由于婴儿指甲很小，很难剪，所以每次剪的不要太多，以免剪伤。最好在宝宝洗完澡睡觉的时候用小指甲刀剪，指甲刀要锋利，但是要千万小心，别损伤宝宝的肌肤。

学会给婴儿理发，享受亲历亲为的乐趣

我国不少地方都有给宝宝剃"满月头"的习俗，也就是等宝宝满月之后，就要把头发剃光。认为这样会使宝宝的头发长得更好，但实际上这是没有科学根据的。宝宝头发的质量受先天父母遗传和后天自身健康状况的双重影响，与满月理发无关。

而且，由于刚出生的宝宝颅骨较软，头皮柔嫩，理发时宝宝也不懂得配合，稍有不慎就可能弄伤宝宝的头皮。宝宝对细菌或病毒感染的抵抗力低，头皮的自卫能力不强，一旦头皮受伤就可能会导致头皮发炎或形成毛囊炎，甚至影响头发的生长。所以，给宝宝理发最好是选在宝宝3个月以后。但是，如果宝宝出生在春末夏初的话，为了避免头上长痱子，也可适当提前理发，最好是趁着宝宝睡觉时进行，以免宝宝乱动。

如果打算自己在家亲自给宝宝理发，那么在购买婴幼儿理发工具时，最好是去婴幼儿用品专柜或专卖店购买，选择可靠的品牌和安全的产品。理发工具最好用剪刀，理发前应先把梳子、剪子等理发工具用75％的酒精消一下毒，并彻底清洁双手，保证手部的卫生。

若在宝宝清醒时理发，则动作要轻柔，要顺着宝宝的动作，不可以和宝宝较劲。理发时要不断与宝宝进行交流，分散其注意力并随时注意宝宝的表情，如果宝宝不合作、哭闹的话应先暂停理发，以免不慎碰伤宝宝。理发之后要先用极软的毛刷将剪下的碎头发扫干净，防止宝宝抓挠，然后立即给宝宝清洗头发，以清理干净头皮和碎发。洗头发的时候最好是让宝宝仰着脸洗，这样可以防止误把没有清理干净的碎发弄到宝宝眼睛里。

如果宝宝头部出现痱子，在给宝宝理好发、洗干净之后，要擦上痱子粉，还要勤洗头，保持头发的清洁；如果宝宝头上有头垢，最好要先用婴儿油涂在头部 24 小时，头垢软化后，用婴儿洗发露清除头垢，然后再理发。这是为了防止在理发过程中，将头垢带下来引起疼痛和感染；如果宝宝头部长了湿疹，更应该及时理发，防止湿疹进一步恶化。有湿疹的宝宝在理发时，要特别注意推子离头皮应远一些，防止刺激湿疹。

由于宝宝的头发本来就很软，洗完之后会更软，此时理发会增加难度。所以给宝宝理发一定要选干发时理，理好之后再洗发。不建议给几个月大的宝宝理光头，因为宝宝的头骨和神经系统还没有完全长好，近距离地接触宝宝的头皮往往有可能损伤头骨和神经系统。

给婴儿洗澡，一定要注意技巧

给婴儿洗澡是必需的，但也是最让父母头疼的事情，因为婴儿身体太柔弱，新父母很怕伤害他们，这里专家为你们支几招：

一般来说新生儿产后 8 ~ 12 小时即可洗澡，正常婴儿冬季每天 1 次，夏季每天 1 ~ 2 次，在喂奶前进行。

1. 洗澡用具

婴儿澡盆、浴巾、毛巾、婴儿香皂或沐浴露、棉签、脱脂棉、婴儿油、爽身粉等。

2. 洗澡时间

最好选一天中气温高的时间洗。在冬天，最好在正午至下午 2 点钟之间，喂奶前 30 分钟洗。

3. 洗澡室温和水温

冬天室温最好控制在 28℃ ~ 32℃，水温调到 37℃ ~ 38℃，若无水温计，可用肘部试水感到稍热而不烫手为宜。

4. 洗澡方法

（1）给宝宝脱掉衣服，去掉尿布，用大毛巾裹住全身，你可以坐在小椅子上，让宝宝仰卧在你的左侧大腿上，用左臂和手掌从宝宝后背托住他的头和颈部，使他的下半身固定在你的臂弯和腰身之间。然后用左手拇指和中指按住宝宝的两个耳郭使之反折，堵住耳孔以防进水。

（2）用右手把专用小毛巾沾湿、稍稍捏干，轻轻地给宝宝擦眼睑、嘴、鼻、面额及耳朵包括耳背。然后在手上抹少许婴儿浴液洗头部，用清水洗净擦干。

（3）松开裹在宝宝身上的毛巾。将他放入盆中仍用左臂托住头、背和腋窝，在手上抹少许婴儿沐浴液，从颈部开始，依次洗净上下身，注意洗净颈部、腋下、肘窝、大腿沟等皮肤皱褶处和手心指缝、趾缝。

（4）手托着婴儿的臀部，把婴儿从水中抱起，放在干浴巾上包裹好，轻轻拭干水分。注意婴儿的身体很滑，一定要抱紧。

另外，新父母们在给宝宝洗完澡后，要帮宝宝擦干，不要盲目地给宝宝身上涂抹爽身粉。因为爽身粉中含有硅酸镁，它是一种容易诱发癌症的物质。

给宝宝洗屁股粗心不得

一般来说，宝宝每次大便后给他洗一下屁股，这样会让宝宝更舒服。但是每次小便后就不一定都洗了。宝宝腹泻时，用湿巾纸擦一下也可以。有些父母平时对宝宝照顾得无微不至，每次宝宝大小便后都洗屁股，殊不知这样适得其反，宝宝屁股的皮肤经常被摩擦、经常湿着，皮肤就容易发红、出疹或糜烂。正确的方法是：

（1）分开宝宝的双腿，充分暴露其外阴部和臀部。

（2）将消毒后的干净毛巾浸湿，由前向后轻轻为宝宝清洗。如果是男宝宝，要注意帮其清洗阴茎、阴囊部位的皮肤褶皱处；如果是女宝宝，一定要帮其先洗外阴部，再洗臀部，这样可以避免污染其尿道口。

（3）洗完后，帮宝宝擦干净屁股，再包上尿布。

值得注意的是，一定要保证宝宝屁股的干燥，而且在正常情况下不必帮宝宝擦护肤品，因为其皮肤本身就富含油脂。但如果宝宝的屁股有点发红，就可以帮其擦点婴儿专用的润肤膏等。

父母在帮宝宝洗屁股时丝毫粗心不得，否则会对宝宝的屁股造成伤害，影响宝宝的健康。

育儿小贴士

不要在洗澡后给宝宝擦上厚厚的一层痱子粉或爽身粉，太多的痱子粉或爽身粉堆积在皮肤褶皱处，遇到汗水或尿会结成小块或粗颗粒，会摩擦到宝宝娇嫩的皮肤，刺激到宝宝的皮肤，引起皮肤发红甚至糜烂。即使要擦，也要在擦完后把多余的粉掸去。要知道保护宝宝皮肤最好的方法就是清洁与干燥。

"蜡烛包" 不能防止 "罗圈腿"

"蜡烛包"是用于婴儿出生后的一种包袱，一般采用 120 厘米见方的全棉布缝制，有单、夹、棉不同形式。具体就是用布或小被子把小儿的腿包直，再用被子裹上，最后用带子把孩子的全身绑上几道。

有些上了年纪的人认为这种包法可以防止孩子长大后成为"罗圈腿"，实际上这种认识和做法是缺乏科学道理的。因为新生儿出生后，四肢仍处于外展屈曲状态，像在母体内一样，这是一种正常的生理现象。而罗圈腿，也就是医学上所称的 O 形腿，是佝偻病及其后遗症的表现。这种病是由于维生素 D 缺乏造成的。如果强行将新生儿的手脚包裹捆缚起来，不仅不利于孩子的手脚自然活动，而且由于包裹过严会影响新生儿皮肤散热，汗液及粪便的污染易引起皮肤感染。

因此，有关专家认为，婴儿尽早穿上小衣裤，从"蜡烛包"里解放出来，让四肢处于自然放松的体位，以便婴儿的手脚能够自由活动。此外，多带宝宝出去晒太阳，及时补充维生素 D 及钙剂可帮宝宝预防佝偻病。

正确使用纸尿裤

新生儿都没有控制大小便的能力，所以父母大都会选择为其穿上纸尿裤。相比传统尿布而言，纸尿裤的优点是，使用方便，不用担心宝宝会尿湿裤子或被褥，减轻了父母的工作量。但纸尿裤透气性不好，长时间使用易使宝宝得尿布疹。所以父母一般在外出时可以给宝宝穿纸尿裤，平时在家最好还是使用棉布尿片。

纸尿裤还有几点不足之处：属于一次性用品，加之价格不菲，非常费钱；长期使用容易造成宝宝萝卜腿；劣质纸尿裤可引发男性不育，女婴易发生尿道感染；易形成随时大小便习惯，使长大后爱尿床，尿裤。

纸尿裤、纸尿片性能要求为高吸收性、透气性、舒适性。市场上高、中、低档产品共存，在选购时应注意以下几点：

（1）产品包装标识应齐全。对没有生产企业名称、地址、执行标准、生产日期、有效期的产品不要选用。

（2）产品本身应清洁卫生。好的纸尿裤外观应干净整洁、无异味、表面无破损、无污迹、干胶条没有撕开的痕迹。揭开产品的无纺布面层观察，绒毛浆吸收层应蓬松、洁白、无浸渍。

（3）应选择知名品牌、大型企业的产品，这些企业的生产设备、工艺技术及产品设计先进、合理，生产过程及质量管理严格，生产环境好，使用的原材料质量好，产品质量稳定、可靠。

（4）考虑性价比。吸收量大的产品意味着每片产品可使用较长的时间，减少使用的数量；吸收量小的产品，使用时频繁更换，使用的数量增加。所以选择时要考虑性价比。

父母在给宝宝穿纸尿裤时要讲究正确的方法：

（1）打开一次性纸尿裤，将有胶带的一侧放在宝宝的身后，另一侧通过宝宝的两腿间放在宝宝的前面。

（2）将后面的尿布拉向前面，揭开胶带压在固定的位置上。

（3）整理好尿布，尤其是大腿根部和腰部位置的尿布，以免宝宝感觉不舒服。

值得注意的是，父母在帮宝宝换尿布的时候，不要让胶带粘到宝宝的皮肤，尤其是取下脏尿布时，撕开的胶带要反粘在尿布上，再取下尿布。而且，由于使用纸尿裤形成的潮湿环境不利于皮肤的健康，所以在取下纸尿裤后不要马上更换新的纸尿裤，要让宝宝的皮肤适当透气，以减少尿布疹的发生。

育儿小贴士

洗宝宝的尿布，要先用刷子在清水中或自来水下把尿布上的粪便冲刷掉；再用开水烫泡，将粪便、尿液浸泡干净；然后放在肥皂水中浸泡片刻（不要用碱性强的皂粉），进行搓洗；再用清水漂净即可。或者在宝宝的尿布上铺两张质地较软的消毒卫生纸，让宝宝的粪便直接拉在纸上，使粪便中的黏稠物不污染尿布，尿布就容易洗净了。

为了预防新生儿尿布皮炎，每次洗尿布时一定要用开水烫泡，把肥皂粉冲净，晴天时晒干，阴雨天烘干，并定期把尿布集中煮沸消毒。

为了宝宝的健康，要尽量让他睡好

刚出生的婴儿有的晚上不睡觉，不是哭就是闹，这被称为"小儿夜哭"，如果孩子养成了这个习惯，长此以往会导致阴阳失调，人体生物钟就会出现混乱。

为了让宝宝尽量睡好，不哭不闹，可以尝试下面的训练法，相信很快你的宝宝就能拥有高质量的睡眠了。

第一个晚上。即在原来固定的喂奶时间喂过婴儿后，在他还醒着的时候就放在床上，让其自行安睡。在半夜，必须听到他的哭声后再走到他的床边，先检查尿布，但不要把他抱起来，只轻轻拍拍他或和他小声说话。如此过 10 ~ 20 分钟后，若仍不入睡，再把他抱起来。此时尽量拖延至 20 分钟后才喂他白开水。记住，不要先喂奶。喂完水后让他安睡，如果他还是不睡，这时再让他吃奶。

第二个晚上。固定喂奶时间，应比第一个晚上迟 30 多分钟。婴儿如果半夜醒来，处理方法同前一晚上，采用拖延战术，但要比头一晚多拖延 5 ~ 10 分钟再把他抱起来，如果哭得很凶，也要比头一晚多拖 15 分钟再喂水。

第三个晚上。继续这么做，但在每一个环节上应试着再多拖延 10 ~ 20 分钟。

第四个晚上。婴儿经过 3 天的训练，大致已能睡到早上五六点钟。这时晚上的步骤仍同前晚，唯一不同的是，待他醒来时，等上 10 ~ 20 分钟再去理会他。

第五个晚上。按前 4 天推，固定喂奶时间应接近半夜了，此时可视情况开始将喂奶时间提早 30 分钟，调整到大人正常休息之前，并继续将第 2 天早上醒来后的喂奶时间延迟 10～20 分钟，直到婴儿被训练成在大人起床后才醒为止。

育儿小贴士

有些年轻的妈妈，晚上睡觉时喜欢把孩子搂在怀里，以为这样是爱孩子、关心孩子，其实不然。这是为什么呢？

1. 孩子的头往往枕在妈妈胳膊上，妈妈多侧卧而睡，时间久了，手臂因长时间受压而麻木不适，造成妈妈自觉或不自觉地翻身，会把孩子弄醒，或不小心压伤孩子。

2. 孩子容易吃着奶睡觉，可能会吸裂妈妈的乳头。

3. 劳累了一天的妈妈，孩子吃着奶，自己也就睡熟了，若乳房堵住新生儿的口鼻，影响其呼吸，严重的可导致新生儿窒息。

4. 孩子的头裹在被窝内，被窝内空气污浊，不利于孩子的健康。

可见，搂着孩子睡觉既不安全，又不卫生。为了孩子的健康，最好让孩子单独睡一个被窝，更好的办法是睡在婴儿床里。

不要给宝宝戴手套

快两个月的宝宝，常常会用手抓脸，如果宝宝指甲长的话，就会把自己的脸抓破，即使没有抓破，也会抓出一道道红印。这是由宝宝在这一时期的活动特点造成的，最好的办法是把宝宝的指甲剪短并磨圆钝，这样无论宝宝怎么抓，也不会抓破自己的小脸了。

有的家长为了防止宝宝把脸抓破，就给宝宝缝制一双小手套，用松紧带束上手套口或用绳把口系上。但这种方法是不可取的，虽然这样做能避免宝宝再把脸抓破，但却会带来更大的弊端，而且还存在着安全隐患。

如果手套口束得过紧的话，就会影响宝宝手的血液循环；如果缝制的手套内有线头，那么宝宝"不老实"的手就可能会被线头缠住，造成手指出现缺血。但宝宝即使手被缠住了也很难向爸爸妈妈表述清楚，一旦爸爸妈妈不能及时发现，就会使宝宝手指坏死，造成终身的遗憾。

再有，宝宝正处在生长发育期，戴上手套会令手指活动受到限制，从而给宝宝的成长带来一定的影响。

手是宝宝发育中非常关键的器官，在大脑发育中占有很重要的位置。手部的神经肌肉活动可以向脑提供刺激，从而促进宝宝的智力发展。用手抓东西是宝宝的本能，也是宝宝初步感受事物的最基本的动作。整天把宝宝的手用手套束缚着的行为是很不利于宝宝手部运动发展的。宝宝的小手被手套挡住了，他看不到自己的小手，就不能有意识地锻炼，减少了锻炼机会，就会导致运动能力发展迟滞，进而影响智力发育。

　　有的爸爸妈妈虽然没有给宝宝戴上手套，但会给宝宝穿上袖子很长的衣服。虽然这不会使宝宝出现手指缺血的危险，但同样会影响宝宝手的运动能力，也是不可取的。

孩子学站立，父母可不能操之过急

日常生活中，一些孩子刚过了百天，就开始跃跃欲试，想要站起来，家长看到这种情况更是兴奋不已，忙扶着孩子的小手，想帮孩子早点学会站立。其实，这样做有损孩子的健康。

3个月的孩子骨骼较软，不适合练习站立。他们的正常发育应该是从头至尾、由上而下，即从眼到唇、舌、颈、腰，再到上肢、下肢；学动作则是从抬头、翻身，到坐、爬、站、走，其中每一步都是环环相扣，不能超越的。才百天的孩子应该正处在头颈部的发育期，做到竖起脖子、俯卧抬头就可以了。而孩子真正会站立，通常都是在8个月以后，而且必然是经历了翻身、坐、爬之后，才能扶着墙壁或硬物站立。因此，就算是百天的孩子较之前有了很大进步，家长也不要操之过急地扶他站立。

当然，百天对孩子来说也算是个重要标志点，在这之后的一两个月内，家长可以开始让他用手握住或触摸各种不同的东西，如丝绸、羽毛、棉布等。在动作方面，可让孩子趴着，继续训练抬头，只是时间长些。训练时家长可以站在孩子头前与他讲话，使孩子前臂支撑全身，将胸部抬起；还可让孩子学习翻身，由仰卧翻至侧卧，然后再翻至俯卧。

宝宝不会翻身，怎么办

大多数的宝宝在满 5 个月的时候就应该能够翻身自如了，甚至有些宝宝早在 3 ~ 4 个月大的时候就开始努力翻身，能从仰卧位翻到侧卧位，再从侧卧位翻到俯卧位，唯独不会从俯卧位翻回侧卧位或仰卧位。

如果宝宝到了快 6 个月的时候还不会翻身，那么首先就要考虑到护理的问题。如果宝宝这个月是在冬天的话，那么有可能是因为穿得多导致宝宝负重过重而影响活动，难以翻身；如果宝宝在新生儿时期用了蜡烛包，盖被子的时候两边被枕头压着，同样也会阻碍宝宝的自由活动而造成其学习翻身较晚；还有一种可能，就是家人没有对宝宝进行翻身的训练或是训练的次数不够。

对于还不会翻身的宝宝，这一时期应加强翻身训练，不过在训练之前要给宝宝穿得少一点。训练的过程很简单，可以从教宝宝右侧翻身开始，将宝宝的头部偏向右侧，然后一手托住宝宝的左肩，一手托住宝宝的臀部，轻轻施力，使其自然右卧。当宝宝学会从俯卧转向右侧卧之后，可以进一步训练宝宝从右侧卧转向俯卧：用一只手托住宝宝的前胸，另一只手轻轻推宝宝的背部，令其俯卧。如果宝宝俯卧的时候右侧上肢压在了身下，就轻轻地帮他从身下抽出来。呈俯卧位的宝宝头部会主动抬起来，这时就可以趁势再让宝宝用双手或前臂撑起前胸。以此方法训练几次，宝宝就能翻身自如了。

如果训练多次，宝宝依然还是不会翻身的话，那么最好带宝宝去医院做个检查，排除运动功能障碍的可能。一般来说，运动功能障碍不会仅仅是翻身运动落后，往往是多种运动能力都比同龄的宝宝落后许多。

育儿小贴士

婴幼儿时期，由于孩子头颅骨尚未完全骨化，各个骨片之间有相当强的可塑性，加上宝宝的颈部肌肉尚无力转动沉重的头部，当某一方位的骨片长期承受整个头部的重量压力时，其形状就会受到影响。新生儿出生后如不及时注意睡眠姿势，头部就容易左右不对称。

一岁以内的婴儿，每天的睡眠占了一大半时间，应预防小儿"睡扁头"。首先要注意孩子睡眠时的头部位置，保持枕部两侧受力均匀。另外，孩子睡觉时容易习惯于面向母亲，喂奶时也习惯把头转向母亲一侧。为不影响孩子的颅骨发育，母亲应该经常和孩子调换位置躺着。此外，还可以在孩子头下垫些松软的棉絮等物，也可避免扁头。

如果孩子已经睡扁了头，家长应积极进行纠正。若孩子超过了一岁，骨骼发育的自我调整便很困难，扁头不易纠正，会影响孩子的外貌。

不能过早使用学步车

　　有些家长为了图方便，在宝宝到了四五个月时，就把宝宝交给了学步车，省去了整天要抱着看护宝宝的麻烦。但实际上，过早的使用学步车，对婴儿的成长发育是很不利的，存在着一些健康和安全隐患。

　　宝宝在一岁以前，踝关节和髋关节都没有发育稳定。虽然在学步车里，宝宝只需要用脚往后一蹬，车就能带着他满屋子跑，但这对他的肢体发育是很不利的，可能会导致肌张力高、屈髋、下肢运动模式出现异常等问题，会直接影响宝宝将来的步态，如走路摇摆、踮脚、足外翻、足内翻等，严重的甚至还需要通过手术和康复治疗来纠正。

　　再有，学步车只能帮助宝宝站立，而不能帮助他们学会走路。不仅如此，由于学步车的轻便灵活，宝宝能借助它轻易滑向家里的任何地方，这无疑会使他们在无意中遭到磕碰，导致意外伤害的发生。

　　研究发现，经常待在学步车里的婴儿会爬、会走路的时间都要晚于不用学步车的婴儿，而且学步车还限制了婴儿活动的自由，会影响今后的智力发育。四五个月大的宝宝的腿脚还不结实，本应在地上爬以锻炼腰、腿、胳膊及全身，但进了学步车之后就仿佛有了一双"脚"，可以比较自由地在房间里移动，并追随大人的身影，然而他们却很难掌握真正走路的感觉。正常的发育规律下，宝宝从爬到走，是需要一步一个脚印成长起来的，只有通过一次又一次的摔跤，才能帮助身体学会怎样摔不会受伤。可如果使用了学步车的话，则很难让身体学会如何很好地保护自己，因而使用学步车的婴儿在刚刚会走路以后，往往会比正常学走路的婴儿更容易摔跤，也就增加了受伤的几率。

所以，为了宝宝的健康成长，家长不应太早的给宝宝选择学步车，让他自然而然的学会站立、走路，对他才是最好的。

育儿小贴士

宝宝一天天长大，越来越喜欢四处活动，有些父母担心孩子碰着磕着，或者怕孩子弄得家中一片狼藉，就干脆围一个区域，限制孩子的活动范围。殊不知，孩子不是限制、禁止、命令能控制住的，现在不让他干这干那，以后他可能做出更危险的动作。所以，父母要了解孩子对什么好奇，只要满足他的好奇心，就能让他不再好奇。

如果孩子对危险事物也很好奇，父母也绝不能用惊吓的方法让孩子止步，比方说孩子老想去摸热水，父母为了给他个"警告"，就让他去接触不至于烫伤孩子的热水。

教宝宝做婴儿体操，让宝宝动起来

宝宝4个月以后的婴儿体操，除了四肢运动外，还要增加身体的运动。但由于此时的宝宝还不能爬行，所以可以给宝宝做被动体操，来达到锻炼的效果。父母可以根据室温、宝宝的情绪、健康状况以及自己的时间等具体情况来决定做操的频率、时间和方法。

（1）背肌按摩操。让宝宝俯卧，父母松握拳头，用手背按摩宝宝的脊背。先从肩部往下按摩到臀部，然后从臀部往上按摩到肩部。重复4~5次。

（2）脚步按摩操。让宝宝仰卧，父母握住宝宝的右脚，用拇指从脚尖揉摩，当揉摩到脚关节时就揉摩踝骨四周。重复4~5次后换到左脚重复上述动作。

（3）翻身运动。让宝宝仰卧，父母一手握住宝宝的双脚腕，另一手轻托背部，稍用力帮助宝宝经体右侧翻身至俯卧位，同时把宝宝两臂移至前方，使他的头和肩抬起片刻；将宝宝两臂放回体侧，一只手握住他的两脚腕，另一只手伸到他的胸腹下，帮助他从俯卧位翻回仰卧位。以上动作反复4次，操作时动作要轻柔、缓慢，翻身成俯卧时可以逗引宝宝练习抬头。

（4）举腿运动。让宝宝仰卧，两腿伸直，父母握住他的膝部，拇指在下，其余四指在上，将宝宝双腿向上方举起，与腹部成直角后还原。以上动作反复4次，在宝宝双腿上举时，要注意膝盖不弯曲，臀部不离床。

宝宝出牙了，父母怎么办

如果妈妈突然发现从某天开始，宝宝吃奶时的表现与往常有些不一样了，他有时会连续几分钟猛吸乳头或奶瓶，一会儿又突然放开乳头，像感到疼痛一样哭闹起来，如此反反复复，并且开始喜欢吃固体食物，或是突然间食欲变差、咬到东西就不舒服，等等。这一切都说明，宝宝可能要长牙了，这些一般是牙齿破龈而出时，吸吮乳头或进食使牙床特别不适而表现出来的特殊现象。

通常来说，婴儿从大约 6 个月时就开始长牙，最早开始长的是下排的 2 颗小门牙，再就是上排的 4 颗牙齿，接着是下排的 2 颗侧门牙。到了 2 岁左右，乳牙便会全部长满，上下各 10 颗，总共 20 颗牙齿，就此结束乳牙的生长期。在牙齿出来之前，婴儿的牙龈会出现鼓鼓的现象，紧接着会出现牙龈发炎的症状，牙龈的颜色会变得红红的。由于牙齿在努力从牙龈中钻出的过程中难免会造成伤口，所以宝宝一般都会出现不适的感觉，有些较为敏感的宝宝甚至还可能会出现轻微的发烧症状。

另外，出牙期的宝宝牙龈会很痒，因此他们总是喜欢咬一些硬的东西来缓解这种不适感，帮助他的小乳牙萌出。目前有很多专为婴儿设计的磨牙玩具，如牙胶、练齿器、固齿器等，但爸爸妈妈会发现，宝宝在用磨牙玩具磨牙时特别不老实，总是咬一咬就随手扔到一边了，等到他再想起来磨牙时，磨牙玩具上已经沾满了口水和灰尘，一般擦拭很难保证卫生，而次次消毒又太麻烦。

其实，食物是宝宝最好的磨牙工具。可以给他一些手指饼干、面包干、烤馒头片等食物，让他自己拿着吃。刚开始时，宝宝往往是用唾液把食物泡软后再咽下去，几天后就会用牙龈磨碎食物并尝试咀嚼了，因此也就达到了磨牙的效果。

父母可以把新鲜的苹果、黄瓜、胡萝卜或西芹切成手指粗细的小长条给宝宝，这些食物清凉脆甜，还能补充维生素，可谓磨牙的最佳选择。还可以把外面买回来的地瓜干放在刚煮熟的米饭上面焖一焖，焖得又香又软时再给宝宝，也是不错的磨牙选择。磨牙饼干、手指饼干或其他长条形饼干既可以满足宝宝咬的欲望，又能让他练习自己拿着东西吃，一举两得。有些宝宝还会兴致高昂地拿着这些东西往父母嘴里塞，以此来"联络"一下感情。不过要注意的是，不能选择口味太重的饼干，以免破坏宝宝的味觉培养。

如果想给宝宝换换花样，父母不妨给宝宝自制磨牙棒：

1. 胡萝卜磨牙棒

将新鲜的胡萝卜洗净，刨去那层薄薄的外皮，切成适合宝宝手抓的大小后隔水蒸，不放任何调料，蒸的硬度视宝宝的需要而定，最好煮成外软内硬的程度，这样既能让宝宝吃些胡萝卜，又不至于被他"消灭"地太快，起到磨牙的作用。

2. 香菇磨牙饼

去掉香菇的根蒂部分，只保留顶盖备用。在沸水或任何的汤中投入整个的香菇顶盖，煮熟即可，千万不要炖到酥烂。等到香菇变凉了，就可以拿来当宝宝的磨牙饼，即鲜香又软硬适度，咬烂了就再换一片。宝宝较小的时候，最好用新鲜香菇，肥滑、弹性好、硬度较低；等到宝宝稍大些后，就可以改为水发香菇，加强韧度和硬度。

不过有一点要做好心理准备，就是当宝宝吃完这些磨牙食品后，通常都会弄个"大花脸"，这时就需要你多花点耐心来收拾这个"残局"了。

　　最后，宝宝的牙齿长得整不整齐、美观与否是家长最应关心的问题，这有一部分是由先天遗传因素决定，也有一部分是有后天环境因素决定。有的宝宝总是喜欢吸吮手指，这种行为就容易造成牙齿和嘴巴之间咬合不良，上排的牙齿就可能会凸出来，类似暴牙，而长期吃奶嘴的宝宝也会出现这种情况。因此，为了让宝宝有一口整齐漂亮的乳牙，爸爸妈妈就应在日常生活中，多纠正宝宝爱叼奶嘴、吃手等不良习惯。

乳牙护理，父母千万不可大意

有些家长可能会认为，乳牙迟早会被恒牙替换掉，保护恒牙才是最重要的，而乳牙即使长得不好也无大碍。这种想法是错误的，乳牙的好坏很多情况下会对日后恒牙的情况起着决定和影响作用，例如，乳牙发生龋齿、发炎肿痛，就会殃及未萌出的恒牙牙胚，导致牙胚发育不良，影响恒牙的生长和美观。此外，乳牙不好也会影响宝宝日常的饮食和情绪，对他的健康成长尤为不利。因此，保护好宝宝的乳牙同样重要。那么，面对宝宝这些刚刚萌发的乳牙，爸爸妈妈应该如何照顾，才能让他拥有一口健康的好牙呢？

首先，在宝宝长牙时期，应帮宝宝做好日常的口腔保健，这对日后牙齿的健康也有很大的帮助。由于出牙初期只长前牙，爸爸妈妈可以用指套牙刷轻轻刷刷牙齿表面，也可以用干净的纱布巾为宝宝清洁小乳牙，在每次给宝宝吃完辅食后，可以加喂几口白开水，以冲洗口中食物的残渣。等到乳牙长齐后，就应该教宝宝刷牙，并注意宜选择小头、软毛的牙刷，以免伤害牙龈。

其次，由于出牙会令宝宝觉得不舒服，爸爸妈妈可以用手指轻轻按摩一下宝宝红肿的牙肉，也可以戴上指套或用湿润的纱布巾帮宝宝按摩牙龈，还可以将牙胶冰镇后给宝宝磨牙用。这样做除了能帮助宝宝缓解出牙时的不适外，还能促进乳牙的萌出。

再者，除了磨牙食物外，爸爸妈妈还可以多为宝宝准备一些较冰冻、柔软的食物，如优格、布丁、奶酪等，在锻炼咀嚼力的同时还能让宝宝觉得舒服点。平时多注意为宝宝补充维生素 A、维生素 C、维生素 D 和钙、镁、磷、氟等矿物质，多给宝宝吃些鱼、肉、鸡蛋、虾皮、骨头汤、豆制品、水果和蔬菜，这些食物有利于乳牙的萌出和生长。

最后，在出牙期仍要坚持母乳喂养，因为母乳对宝宝的乳牙生长很有利，且不会引发龋齿。在平日里要多带宝宝到户外晒晒太阳，以促进钙的吸收，帮助坚固牙齿。

温暖的春天，让宝宝远离细菌

宝宝 1 岁了，变得越来越活跃了，而温暖的春天是宝宝茁壮成长的最好时机，很多父母都喜欢带着宝宝出门透透气，接触各种各样陌生的事物。但父母们也要注意，春天是非常容易滋生细菌的季节，因此一定要让宝宝远离细菌。具体来说，须注意以下几点：

（1）不要带宝宝去商场。在春天可以带孩子到野外去呼吸一下新鲜空气，但千万别把孩子带入商场或其他公共场所，那里有着很多的人和细菌，把宝宝带进去，就等于进入了一个细菌和病毒的空间。

（2）餐具务必消毒。为了防止细菌从餐具、奶嘴、奶瓶、安抚奶嘴等传入孩子口中，一定要对其进行消毒，可以放入一些专用的清洁剂，用温水洗净后放置，并且消毒后的餐具都不宜放置过久，以免再次污染。如果是新买的餐具，在使用之前应该先放入开水中煮 10 分钟或放入消毒锅中消毒后再使用。

（3）喝剩的奶要倒掉。无论是牛奶还是喝瓶中的母乳，只要宝宝没有一次吃完，剩下的奶水就必须倒掉。

（4）不要让过多的人触摸宝宝。宝宝出世，当然会有很多人前来探望，而大部分人也都愿意抱抱、摸摸可爱的小宝宝，但正是这些触摸，让细菌有机可乘。因此，你必须严格要求别人和自己，在触摸宝宝之前，先用香皂和温水认真洗手，而洗手的时间不得少于 20 秒，以达到杀灭细菌的目的。当然，这样会让客人很尴尬，但只要认真解释，相信大家会理解的。

婴儿夏天护理的三大误区

正当酷暑之时，娇弱的宝宝由于适应能力较差，常常会因天气的影响而吃不好，睡不香。这个时候，最着急的自然就是父母了，但千万要注意，着急归着急，一定不能乱了阵脚，做出一些对宝宝不利的事情来。

在现实生活中，有些家长为了缓解孩子因酷暑而引发的一系列症状，想方设法让宝宝更舒服，结果没想到反而让宝宝更难受。一般来说，父母暑期护理常犯的错误主要有以下三种：

1. 随便使用六神丸

六神丸是一种中成药，具有清热解毒、消炎止痛的功效，其丸剂细小，很容易给宝宝服用，所以有些父母常用它来预防宝宝生热痱或热疖。事实上，六神丸并没有我们想象的那么神奇。它的主要成分是蟾酥，其中的毒性如果在咽喉肿痛、扁桃体炎时使用也许刚刚好，但作为预防热痱或热疖的药物时，其毒性只会伤害到宝宝。

2. 在夏天给宝宝断奶

天太热的时候，宝宝总是没有什么食欲，于是父母就会想，宝宝已经足够大了，趁此机会给他断奶也未尝不是一件好事。如果你是这样想的，那就大错特错了。此时，宝宝因为天热消化能力下降，身体已经很不舒服，突然改变喂养方法，不仅从生理上接受不了，心理上也难以承受，影响他的生长发育。

3. 让孩子正对电扇和冷气吹凉

一般情况下，现代的父母都已经意识到这种错误给孩子造成的危害，很少有人会再犯。但是，当天气异常炎热，以至于孩子不停哇哇大哭的时候，有些家长摸着宝宝滚烫的身体，开始担心宝宝会不会因为天气太热而发烧，于是就把风扇、冷气直对着孩子，想让宝宝凉快一些、更舒服一些。可是，被风吹到的地方汗液蒸发较快，没有吹到的地方蒸发就相对较慢，当宝宝的体温调节系统尚未发育成熟时，这种不均衡期热很容易成为宝宝生病的源头。因此，给孩子吹凉最好在屋里找一个放置风扇或冷气的最佳角度，为宝宝制造类似于自然风的"转角风"。在开风扇或冷气时，一定要给宝宝穿上衣服，最好再在肚子上套一个小肚兜，以免肚子受凉而导致腹泻。

秋防紫外线，维护幼儿稚嫩肌肤

秋天的阳光已经没有了夏日的锋芒，父母巴不得立即带着在家里躲藏了整个夏天的宝宝到户外与阳光亲密接触，享受日光浴的快乐。但是，虽然秋季没有了炎炎烈日，但讨厌的紫外线仍然不会放过宝宝稚嫩的肌肤。所以，在享受日光浴的同时，一定要学会如何护理宝宝的皮肤，让宝宝过一个滋润的秋天。

1. 给宝宝加上一层保护膜

宝宝的皮肤娇嫩，非常薄，约是成人皮肤的1/3，而且皮肤角质层及结缔组织发育尚未完善，耐受能力较低，所以宝宝很容易受到紫外线的侵袭。因此，秋天在外出时给宝宝涂些防晒护肤品是必不可少的。成人的防晒用品并不适合宝宝娇嫩的皮肤，要为宝宝选购儿童专业防晒产品。最好为宝宝选择100%不含有机化学防晒剂的无机防晒品，这样才能有效地抵御紫外线的损害，防止皮肤晒伤和晒黑。

2. 润唇油，给嘴唇加强防护

入秋之后，父母就可以为孩子涂抹上润唇油，一般早中晚饭后，帮宝宝擦干净嘴巴，然后涂一次润唇油，睡前涂一次。最好在白天给宝宝多涂几次。如果宝宝唇部非常干燥，并有脱皮现象，就要做唇部特别护理。可以在睡觉前进行护理：先用湿毛巾轻擦唇部，然后把水分擦干，再涂上大量唇膏。连续护理一个星期，嘴唇就可恢复润泽。

冬季要注意宝宝的衣食住行

冬天对成人来说都是一个难熬的季节，更何况是三四岁的孩子呢。作为合格的父母，冬天必须格外关注孩子的衣食住行，给孩子一个健康的成长环境，不能让恶劣的天气影响孩子的身心发展。那么，具体怎么做呢？下面我们就为大家介绍一套冬季宝宝衣食住行的最佳方案。

1. 冬季宝宝穿衣方案

在寒冷的冬天，孩子与成人一样需要添衣保暖，以抵御风寒的袭击。但是，不必穿得过暖，因为小儿活动量大易出汗，使得皮肤毛孔开放，极易受凉。专家认为，最有效的防寒物是空气，因此保暖最好是在身体周围形成空气层——穿宽松的衣服。

2. 冬季宝宝饮食方案

寒冷季节，要注意小儿的膳食平衡，除了要注意适当补充蛋白质含量高的食物外，由于冬季蔬菜、水果相对较少，孩子容易缺乏某些维生素和矿物质，从而影响生长发育。所以，冬季可有意识地补充些维生素，但不要给孩子吃补品，即使是对一些营养不良、体弱多病的孩子，也不要给他吃补品。只要为他们建立良好的饮食习惯和生活方式，就能保证小儿的身体健康。

3. 冬季宝宝室内居住方案

冬天，孩子的居室应经常开窗通风，晚上睡眠时被子不宜盖得太厚，否则会使孩子太热而蹬掉被子，反而容易着凉感冒。冬季日照时间短，小儿容易缺乏维生素 D，导致佝偻病的发生，因此要保证居室内有一定的阳光。初冬开始冷水锻炼也是一种适应寒冷的方法，应该逐渐培养孩子用冷水洗手、洗脸的习惯，即使到了冬季严寒时节也不要放弃。

4. 冬季宝宝室外活动方案

冬天要经常让孩子到室外进行体育锻炼，如打球、跳绳、踢足球、做操、跑步等，可增强身体适应环境变化的能力。实践证明，多次反复接触冷环境，身体神经调节的灵敏度才可得到提高。冬季是麻疹、百日咳、流感和流脑等传染病的多发季节，应尽量少带孩子去人多拥挤的公共场所（如大商店、影剧院等），因为在人多的地方空气污浊，孩子很可能通过空气的传播而染上各种疾病。还要切记不要带孩子去探望病人，以减少患传染病的机会。

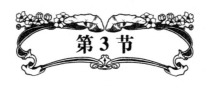

哺乳期，宝宝最好的药是妈妈的奶水和爸爸的细心

哺乳期父母做什么，宝宝才不会腹胀

正常的新生儿，尤其是早产儿，在喂奶后常可见到轻度或较明显的腹部隆起，有时还会溢乳，但宝宝安静，腹部柔软，摸不到肿块，排便正常，生长发育良好，这是通常所说的"生理性腹胀"，是由于新生儿腹壁肌肉薄，张力低下，且消化道产气较多所致，是正常状况。

但如果新生儿腹胀时，腹壁较硬，常伴有频繁呕吐、不吃奶、腹壁发亮、发红，偶有小血管显露，可摸到肿块，有的还伴有黄疸，解白色大便、血便、柏油样大便，发热等症状，同时宝宝的精神状态很差。

由于新生儿腹肌发育及神经控制能力未成熟，且弹性组织缺乏，易使空气存留肠内，发生腹胀，并产生疼痛。腹胀多从出生后 2 周左右开始，到 3 个月左右消失，并且常会在同一时间发生疼痛，一般以下午至晚上十点之间最为常见。如果新生儿由于腹部疼痛和长时间哭闹导致吞入更多空气的话，会导致疼痛更加剧烈，症状更为严重。

如果宝宝出现腹胀的话，父母可以用小暖水袋给宝宝捂一下，但要把握好温度，不要烫着宝宝；可以从肚脐开始，按顺时针方向螺旋向外按摩，以促进肠胃蠕动，帮助消化；或是抱起来轻轻拍拍他的背部。还可以用少量的薄荷油轻轻擦拭宝宝的腹部，帮助排气；或者用棉花棒沾凡士林后轻轻扩大肛门以助排气或排便。

要预防新生儿腹胀，母乳喂养的妈妈要尽量少吃红薯等产气较多的食物，另外注意采取正确的哺乳方式，不要给宝宝吮空奶嘴；及时安抚宝宝的焦躁情绪，避免宝宝在吃奶中或吃奶后哭闹，从而防止空气进入宝宝的胃部，造成胀气。此外，还要注意宝宝所处室内的温度，避免寒冷的刺激。如果宝宝出现消化不良的症状，应及时予以纠正。

哺乳期父母做什么，宝宝才不会得耳后湿疹

刚刚出生的宝宝皮肤很薄，容易敏感，特别是耳后的皮肤。这个时候的宝宝往往都是仰卧位睡眠，这就会造成耳后的透气性较差，加上婴儿所处的室内环境温度稍高，因此宝宝就很可能会出汗，造成耳后潮湿。如果宝宝溢乳的话，流出的奶水也会顺势流到耳后，这些情况都有可能造成新生儿耳后湿疹。

新生儿的耳后湿疹比较顽固，但只要注意睡眠姿势，解决掉室温、溢乳等诱因的话，还是比较容易治好的。

此外，还要特别注意新生儿耳背后面的干燥清洁，同时注意不要给宝宝穿太多的衣服。有的时候，新生儿的耳后会发生皲裂，如果父母没有细心检查发现的话，这些皲裂的位置就可能会引发湿疹，所以父母一定要做好宝宝的护理工作，注意每天的全面清洁，洗澡只用清水，洗完澡后一定要特别注意擦干耳后的水。当发现宝宝有耳后皲裂情况时，可以涂抹一些食用植物油或紫药水，如果发生了耳后湿疹的话，可以涂抹婴儿专用的湿疹膏。

哺乳期父母做什么，宝宝才不会生尿布疹

刚出生的宝宝皮肤极为娇嫩，如果长期浸泡在尿液中或尿布透气性较差，造成臀部潮湿的话，就会出现红色的小疹子、发痒肿块或是皮肤变得比较粗糙，这就是常说的尿布疹。

尿布疹的外观并不完全相同，有的宝宝只是在很小的一块区域内长一些红点，也有些严重的会出现一碰就疼的肿块，并分散到肚子和大腿上。如果发现宝宝戴尿布的地方看上去发红、肿胀和发热的话，那就有可能表示他出尿布疹了。

引起尿布疹的原因有很多，除了尿布透气性能和尿布摩擦的问题，新的辅食、外界环境感染也是造成尿布疹的原因。但是对于不足一个月的宝宝，患上尿布疹多是由于尿布使用不合理，或是护理不得当造成的。要预防尿布疹，最好的措施就是使宝宝的小屁股时刻保持干爽清洁，在护理时要特别注意以下几点：

（1）要经常给宝宝更换尿布，保持臀部的洁净和干爽。

（2）每次换尿布时，要彻底清洗宝宝的臀部。洗完后要用软毛巾或纸巾揾干水分，不要来回地擦。

（3）不要为了怕宝宝尿湿处理起来麻烦而给宝宝加垫橡胶布、油布、塑料布等不透气的布料，否则会让他的臀部长期处于湿热的状态。

（4）女宝宝的屁股底下尿布要垫得厚一些，男宝宝的生殖器上要垫得厚一些。

（5）如果宝宝腹泻的话，除了要治疗腹泻外，还要每天在臀部涂上防止尿布疹的药膏。

（6）发现宝宝有轻微臀部发红时，及时使用护理臀膏。

（7）选择品质好、质量合格、大小合适的纸尿裤或尿布纸，并注意使用方法要正确。

（8）给宝宝的尿布一定得是柔软的、纯棉质地的、无色无味或浅色的布料，不能选择质地粗糙或是深色的尿布。

（9）宝宝的尿布一定要用热水漂洗干净，还可以在第一次漂洗时加入一点儿醋，以消除碱性刺激物。不能用含有芳香成分的洗涤剂清洗宝宝的棉质尿布，也不要使用柔顺剂，因为这些东西都会使宝宝的皮肤产生过敏反应。

（10）如果宝宝出现尿布疹的话，可以适当让他光着小屁股睡觉，还可以在床单下垫一块塑料布，以保护床垫不被尿湿了，但这时要特别注意给宝宝保暖。

哺乳期父母做什么，宝宝才不会"红屁股"

新生儿的皮肤非常娇嫩，有的宝宝小屁股上可能会出现一些红色的小丘疹，变成了"红屁股"。"红屁股"也叫臀红，是新生儿常见的一种问题，一般表现为臀部出现红色的斑疹，严重时还会出现皮肤糜烂破溃，脱皮流水。

新生儿臀红主要是由于大小便后不及时更换尿布、尿布未洗净、对一次性纸尿裤过敏或长期使用塑料布致使尿液不能蒸发，婴儿臀部处于湿热状态，尿中尿素氮被大便中的细菌分解而产生氨，刺激皮肤所造成的。

臀红的防治需要注意以下几点：

（1）保持臀部的干燥。如果发现宝宝尿湿了，要及时更换尿布。尿布要用细软、吸水性强的旧棉布或棉织品，外面不能包裹塑料布。如果要防止尿布浸湿被褥，可以在尿布下面垫个小棉垫或小布垫。如果是炎热的夏天的话，可以将臀部完全裸露，使宝宝的臀部经常保持干燥状态。

（2）注意尿布的卫生。要注意尿布的清洁卫生。换下来的尿布一定要清洗干净。如尿布上有污物时，要用碱性小的肥皂或洗衣粉清洗，然后要用清水多洗几遍，要将碱性痕迹完全去掉，否则会刺激臀部皮肤。清洗后的尿布要用开水烫过、拧干后放到阳光下晒干。

（3）大便后清洁臀部。在宝宝每次大便后，都要用清水洗净臀部，保持局部的清洁。

（4）如出现臀红的话，不要用热水和肥皂清洗。如果用热水和肥皂清洗的话会使宝宝臀部的皮肤受到新的刺激而更红。

（5）臀红的治疗。可以在换尿布时，在患处涂上鞣酸软膏或消过毒的植物油。如果出现糜烂的话，应使宝宝伏卧，用普通的40瓦灯泡在距离30～50厘米处照射30～60分钟，促进局部干燥。另外在照射时需要有专人守护，避免烫伤。

臀红的治疗，局部可涂鞣酸软膏；如皮肤破溃流水，可涂氧化锌油，以帮助吸收并促进上皮生长。只要在治疗的同时注意护理好臀部的皮肤，臀红很快就会好转。

哺乳期父母做什么，才能治好宝宝肚脐出血

肚脐出血是指脐带在脱落后，本已干燥了的肚脐经过数天后又时而渗出水分，时而在覆盖肚脐的纱布上渗出血迹的现象。

新生儿脐带脱落并不意味着肚脐已经长好，事实上从脐带脱落到完全长好还需要一段时间，时间的长短因人而异，时间较长者可能需要1个多月。当新生儿的脐带结扎、切断、脱落以后，就会造成脐残端血管闭塞。但这时脐带内的血管仅为功能上的关闭，其实仍然还存在一个潜在的通道。一旦宝宝的腹压升高，就会有出血的可能。如果宝宝在这时用力咳嗽、哭闹的话，升高的腹内压会使本来闭塞的脐残端血管稍微张开，继而出现少许咖啡色或鲜红色的血迹。

新生儿脐部出血是一种正常的现象，家长只要先用75%的酒精轻轻地擦去脐部的血迹，然后再用消毒纱布包扎好即可，一般几天后就可痊愈。不必使用止血药，也不能用未消毒的水或布条来擦洗或填塞肚脐眼来止血，要注意保持局部清洁卫生，以免造成脐部感染。

脐肉芽肿也是造成肚脐出血的一个原因。脐肉芽肿是指由于断脐后未愈合的伤口受异物的刺激形成的息肉样小肉芽肿，表现为脐部有樱红色似米粒至黄豆大小的肿物，其中有浓血性的分泌物。对于这种脐肉芽肿，可以去医院用10%的硝酸盐腐蚀或用消毒剪剪除过多的肉芽组织，同时还必须注意局部的清洁卫生。大部分患儿经处理后会很快痊愈。

此外，如果脐茸护理不好的话，也会造成出血。脐茸位于肚脐中

央，实际上是脐部黏膜的残留物，它的外观看上去很像一块粉红的肉。脐茸的分泌物较多，如果在护理时碰触到的话，就会出现少量的血性分泌物。因此，对于新生儿的脐茸应去医院请医生处理，最好不要自己在家处理。

哺乳期父母做什么，才能治好新生儿脐疝

父母在护理新生儿脐部时，需要特别注意防止脐疝发生，它是新生儿的常见病，多见于未足月的早产儿。发生脐疝的时候，宝宝脐带脱落后，在肚脐处会有一个向外突出的圆形肿块，大小不一，小的如黄豆大小，大的可像核桃。当宝宝平卧且安静时，肿块消失，而在直立、哭闹、咳嗽、排便时肿块又突出。用手指压迫突出部，肿块很容易恢复到腹腔内，有时还可以听到"咕噜噜"的声音；如果把手指伸入脐孔，可以很清楚地摸到脐疝的边缘。

之所以会发生脐疝，是因为婴儿脐带脱落后，脐孔两边的腹直肌尚未合拢，一旦腹腔内压力增高，腹膜便向外突出从而造成疝。脐疝的内容物是肠管的一部分。随着年龄的增长，疝环口也会逐渐缩小，一般在 2 岁以内便可自然闭合。因此，只要宝宝没有腹痛、呕吐或局部感染的话，一般不需特殊处理。

如果脐疝较大的话，为了加快其愈合，可以取一条宽约 4~5 厘米的松紧带，在其中心处用布固定半只乒乓球，球的凸面对准脐孔，使肠子不再突出，松紧带两头用可调节长短的扣子固定。压力应保持在既能保证肠子不再突出，而又不影响呼吸和吃奶为准。使用后每 2~3 小时检查一次，以防止皮肤擦伤。

需要注意的是，曾有人主张用钱币压迫或绷带扎紧，但实际上效果并不理想，因为婴儿的腹部呈圆形，绷带过紧会造成局部皮肤坏死，所以还是应该用乒乓球压迫，这样既安全效果又好。

哺乳期父母做什么，才能治好
新生儿腹泻与便秘

宝宝若在哺乳期发生腹泻，应首先分清是生理性腹泻还是病理性腹泻，然后从多方面找原因。宝宝受寒着凉、换用配方奶粉、奶粉冲调和喂食不当、奶粉过敏或是由母乳喂养的妈妈吃了某些过敏性、刺激性的食物，都是引起宝宝腹泻的原因。如果是生理性腹泻的话，家长不需过多担忧；但如果有病理性腹泻的特征时，就要及时警惕，必要时立即就医治疗。

宝宝除了腹泻之外，便秘也比较多见。要知道，便秘的不良后果有很多，最直接的后果就是肛裂，可引起便后滴鲜血，肛周疼痛。宝宝在便后疼痛，就不愿意排便，这样必然会加重便秘，最终导致恶性循环，严重时还会引起外痔。此外，若宝宝患有慢性便秘的话，多数情况会表现得食欲不振，从而导致营养不良，精神萎靡，肠道功能紊乱等一系列问题。所以，对于宝宝的便秘，应想方设法予以纠正改善。

母乳喂养的宝宝如果是母乳量不足所致的便秘，常伴有食后啼哭、体重不增等现象，这时只需增加乳量，便秘的症状就会得到缓解。

相对于母乳喂养，人工喂养的宝宝要更易发生便秘，多半是由于牛奶中酪蛋白含量过多，导致大便干燥坚硬而引起的。对于这种情况，可以减少奶量、增加糖量，即把牛奶的含糖量由原来的5%～8%增加到10%～12%，并适当增加新鲜果汁；还可以在牛奶中加一些奶糕，使奶糕中的碳水化合物在肠道内部发酵后刺激肠蠕动，有助于通便。

哺乳期父母做什么，才能预防新生儿百日咳

目前在 3 个月以下的婴儿中，百日咳仍然有较高的发病率。这种病是由百日咳杆菌感染引起的，是一种急性呼吸道传染病，主要经由飞沫传播，起病 1~3 周内传染性最强，以冬春季节的发病率最高。

这个月龄的宝宝患了百日咳后没有典型痉挛性咳嗽，往往在咳了 2~3 声后出现憋气、呼吸停止、头面部及全身皮肤因缺氧而发红、紫绀，甚至窒息、惊厥等。对于患了百日咳的宝宝，要做好日常的护理和观察，室内环境要保持通风、清净，无烟尘的刺激以及其他不必要的刺激。可以在宝宝身边放一个容器，以便他有痰咳出或咳后有呕吐物，容器用后用水洗净，以确保感染不致扩散。此外，还要注意每天仔细观察宝宝的变化，如有发现阵咳后脸色发青的话，就说明已经缺氧了，要立即入院抢救治疗。

虽然宝宝总是咳嗽，但此时并不能随便给宝宝服用止咳药，不祛痰而强行止咳对于宝宝来说是很危险的。如果宝宝在喂奶时发生阵咳，就要等阵咳过后再喂奶，避免宝宝呛奶甚至窒息。如果宝宝出现痉挛性的咳嗽，就更要防止窒息的发生。

预防百日咳最有效的办法是按时注射百白破三联疫苗，满 3 个月时要注射第一针百白破疫苗，在 3 个月以前，主要是从日常护理上来做预防，如保持室内空气流通和卫生的整洁干净，在百日咳流行期间要减少与人群的接触，家人从外面回来后接触宝宝之前要先洗净双手，尽最大努力将一切可能的传染源切断。

哺乳期父母做什么，才能治好新生儿黄疸不退

新生儿黄疸是指新生儿时期，由于胆红素代谢异常引起血中胆红素水平升高而出现于皮肤、黏膜及巩膜黄疸为特征的病症，有生理性和病理性之分。生理性黄疸多发生在脸部和前胸，一般在出生后 2 ~ 3 天出现，4 ~ 6 天达到高峰，7 ~ 10 天消退，早产儿持续时间会稍微长些。发生新生儿黄疸的宝宝除了偶尔会有轻微食欲不振之外，没有其他不适症状。而且，新生儿黄疸不会对足月健康的宝宝造成危害，所以家长们尽可放心。

如果宝宝在出生半个月后仍有黄疸不退的话，家长也不必立即去医院检查看宝宝是否出现胆管堵塞或是肝脏有异，因为很多生理性黄疸也会持续到 1 个半月左右。当发生这种情况时，家长可以再耐心地等待一段时间，并注意观察自己的宝宝。只要宝宝吃奶很好、大声啼哭、不发烧、大便没有变白、体重仍在增加的话，就没有必要担心，照常喂养就好了。

但如果宝宝在出生后不到 24 小时即出现黄疸，或是 2 ~ 3 周后仍然不退，甚至还有继续加深加重的趋势，再或者是黄疸消退后重复出现以及出生后至数周内才开始出现黄疸的话，则可判断为病理性黄疸，需要及时请医生检查治疗。

哺乳期父母给孩子喂药，需要注意什么

孩子生病了，如果能用饮食、按摩等物理方法调理，就不要给孩子用药。但有时候孩子病得比较严重，不得不吃药，这时父母就要知道一些用药的注意事项，主要有三个：

1. 不能用糖给孩子解苦

孩子一般都怕苦而拒绝服药，尤其是一些中药，父母为了让孩子顺利喝下，就在药里放点糖，或者喝完药后就让孩子喝糖水。其实，加糖后的药剂在降低了苦味的同时也降低了药效。这是因为，中药的化学成分一般比较复杂，一些苦味的中药都具有特殊的疗效。糖，特别是红糖中多含有较多的铁、钙等元素，一旦与中药里的蛋白质和鞣质等成分结合，就会引起化学反应，使药液中的一些有效成分凝固变性，这样就从一定程度上影响了药效。

2. 不可用果汁、牛奶、茶水送服药物

给孩子服西药时忌用果汁。这是因为果汁中含有酸性物质，能使药物提前分解，或使药衣提前溶化，不利于肠胃的吸收。而一些碱性药品更不能用果汁送服，因为二者酸碱中和会使药效大减。

此外，牛奶中含蛋白质、脂肪酸较多，可以在药物周围形成一层薄膜将药物包裹起来，从而影响机体对药物的吸收。茶叶中含有咖啡因、茶碱、鞣酸、硅酸等，如与药中成分发生反应，会使药物失效或

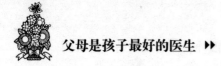

产生不良后果。

3. 不能给孩子服用成人药

有许多家长在孩子生病时，因离医院较远，为了省事，就给孩子服用成人药。要知道，这是非常危险的，小儿体内各组织器官未完全发育好，生理功能尚未成熟，解毒功能也较差，很可能会造成药物中毒。因此，家长切不可图方便、省钱，而将大人的药给孩子服用。

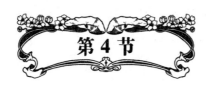

断奶后，宝宝的成长离不开父母的精心呵护

断乳后，父母要注重宝宝营养保持

幼儿断乳后，应该用代乳品及其他食品来取代母乳。这是一个循序渐进的过程，从流质到糊状，再到软一点的固体食物，最后到米饭，每一个时期都要先熟悉之后再慢慢过渡。断乳后，幼儿每天需要的热能大约是 1100 ~ 1200 千卡（成年人一天需要的热能是 2000 千卡），父母可以根据食物的热量信息来调配幼儿的饮食。

断乳后幼儿每日需进食 4 ~ 5 次，早餐可供应牛奶或豆浆、鸡蛋等；中午可吃软一些的饭、鱼肉、青菜，再加鸡蛋虾皮汤；午饭前可给孩子吃些水果，如香蕉、苹果片、鸭梨片等；午后为饼干及糖水等；晚餐可进食瘦肉、碎菜面等。每日菜谱尽量做到轮换翻新，注意荤素搭配。

孩子断乳后的辅食安排，父母须注意改变食物的形态，以此来适应孩子身体的变化：

（1）稀粥可由稠粥、软饭代替。

（2）烂面条可过渡到挂面、面包和馒头。

（3）肉末也不必太细，加以碎肉、碎菜混合较适合。

（4）用作辅助食物的种类可大大增加，如软饭、面包、面条、通心粉、薯类；蛋、肉、鱼、豆腐、乳酪；四季蔬菜、水果，特别要多吃红、黄、绿色的蔬果；另外，还可添加紫菜、海带、黄油、花生油、核桃等。

（5）每日三餐应变换花样，以增加孩子的食欲，使他不再留恋香甜的母乳，因为除了妈妈的乳汁，还有更多美味的东西等着他们去品尝！

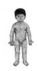

孩子断奶后培养健康的饮食习惯很重要

幼儿断奶后，除了营养问题，就是饮食的习惯问题最令父母们头痛。既要让孩子吃下去各种各样的食物，又要让孩子不因为吃饭而养成拖拉、耍脾气的坏习惯，这需要父母在幼儿开始吃饭的过程中就多加注意。

首先要注意的是，幼儿的饭量并不是根据吃米饭的量来衡量的。实际上这个时期的婴儿并不那么喜欢吃米饭，为了让孩子多吃米饭，父母们会严格要求，这样一来，孩子有限的饭量就全部用来吃米，而其他营养食物的摄入量就会降低，另外也会引起孩子讨厌吃饭的情绪。如果孩子不爱吃米饭，那么让他吃点土豆泥、面条一类的主食也是可以的。

其次，当孩子刚开始吃饭的时候，不要要求他一定要用筷子。大部分孩子要到两三岁才会使用筷子，只要孩子有食欲，让他用勺子自己吃，哪怕会弄撒到桌子上，家长也不要太在意，因为弄撒了饭粒而挨骂，也会降低孩子的食欲。

在吃饭之前，妈妈爸爸要带着孩子去洗手，养成吃东西前先洗手的习惯；吃饭的时候，关掉电视和收音机，大家坐在一起和和气气地吃饭，幼儿也可以和爸爸妈妈一起上桌，但另外给他准备餐具；还要按时吃饭，这些都是养成饮食好习惯的细节。

远离厌食，让孩子在愉快的氛围下吃饭

为了让孩子长得壮壮实实的，父母就希望孩子多吃些。但是很多幼儿往往不太爱吃饭，父母看到孩子不肯吃饭，十分着急，先是又哄又骗，哄骗不行，一时性急，就对孩子又吼又骂，甚至大打出手，强迫孩子进食。长此以往，会严重影响孩子的健康发育：

第一，为避免家长的责骂，孩子会在极不愉快的情绪下进食，未经仔细咀嚼便硬咽下去，孩子根本感觉不到饭菜的可口香味，久而久之，会厌烦吃饭。

第二，孩子在惊恐、烦躁的心情下进食，中枢神经系统不处于促进消化液分泌的状态，即使把饭菜吃进肚子里，食物也无法被充分消化和吸收。长期下去，会导致孩子消化能力减弱，营养吸收障碍，造成营养不良，更加重拒食心理，影响宝宝正常的生长发育。

第三，强迫进食也不利于孩子养成良好的饮食习惯。

一般来说，孩子吃多吃少，由他们正常的生理和心理状态决定，绝不能以家长的主观愿望强迫孩子吃饭。吃饭时，要给孩子一个开心、愉快的氛围，让孩子保持愉快的进餐心情。

让孩子站直、坐正、走得稳

　　两三岁的宝宝走路基本上已经不成问题了，为了宝宝健康着想，父母这时候一定要让他养成正确坐立行的好习惯。因为孩子的骨骼中有机物较多，无机物较少，比较柔软，再加上起固定关节作用的韧带、肌肉尚比较薄弱，不良的姿势便很容易造成他们脊椎系统不平衡、不对称，小关节多处损伤或移位，这也是为什么如今很多学生都会有头痛、偏头痛、颈部酸痛、眼睛疼痛等症状的原因。

　　俗话说，站有站相，坐有坐相，一定要让孩子从小养成科学合理的姿势。具体来说，主要包括以下三个方面：

1. 正确的坐姿

　　人们常说要"坐如钟"，意思是将臀部作为身体的基底座，臀部以上就成为一座整体的"钟"。孩子无论是看书，还是写字，都应挺起腰部，在靠椅子背时让臀部与椅子紧贴，同时收腹和收下巴，头稍向后仰起，胸部挺出，身后形成板块状，尽量使上身与臀部刚好呈90°直角。这样背部两侧的肌肉收缩可使身体维持正直，既能让颈后肌肉群同时受力牵拉，也能对面部肌肉群起到整体绷紧的作用，促进脸部肌肉群的运动，使面部肌肉拉紧，避免松弛。

2. 正确的站姿

　　古往今来，人们常用"站如松"来督促孩子，其实，这是有科学

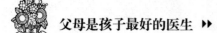

道理的。所谓"站如松"，指根据人体生理曲线，以脊柱体为中轴线，站立时使重心最终落在两脚上。具体来讲，就是要面向正前方，两眼平视，下颌微收，胸挺肩平，腰背挺直，以腹部为整体的重心，把手放松贴在大腿旁，两腿直立，双脚的距离等于肩宽；腹肌紧收，感觉肌肉是向上拉的，而下背至股肌收紧并感觉向下拉；盆骨必须轻松地平放，并且与身躯保持垂直的状态。在这样的站姿中，人体的全部重量才会平均地通过脊骨，到达骨盆，再传到下肢，直到脚底。但需要注意的是，千万不可将腹部过分向上挺，也不要将上身向后弯，以防身体出现不平衡，增加对脊骨的压力。此外，在"站如松"的过程中，还要用脚趾紧抓地面，好像树根紧抓泥土一样，以使人有稳重的感觉。

3. 正确的走姿

一般来说，正确的迈步动作，应以腰部为中心，向下带动大腿，再延伸至小腿与脚；向上则带动背部，甩开双臂，如同一棵行走中的大树，"枝"动也带动"主干"同步移动，"叶"摆也同步带动"枝干"共振摇动。具体可分为快走和慢走两种。快走时，要注意身体的整体平衡，双臂自然下垂，臀部提起，前脚掌先着地，然后过渡到后脚跟，最好感觉到是背和腰在用力，脚并没有受力且无特别辛苦的感觉，尽量伸直迈步，不要拖，也不要迈八字步。慢走时，要注意变换脚底受力点，手臂应交替在腰以上运动，也可抱在前胸，或做高抬举的动作，这样可以减低手臂下垂时间长而引起的血管张力持续加大，以免影响血管管壁的质量，或造成回心血量减少而增加负荷负重的疲劳感。

总之，培养正确的姿势对孩子的身体发育、身材和姿势美感都很有影响，家长不可掉以轻心。

1 岁多了，宝宝还不会说话怎么办

通常 1 岁多以后孩子就能说一些简单的日常用语了，但也有例外。很多心急的父母看到和自己孩子同岁的小孩已经可以说一些简单的话了，但是自己的孩子还是恩恩啊啊地不能说话，就会很着急，有的甚至去咨询儿科医生。要知道，说话的早晚和智力并没有太大的关系，说话晚的孩子也一样很聪明。

说话的早晚和孩子所处的环境关系密切。如果父母经常能和孩子对话，会征求孩子的意见，遇到问题的时候注意观察孩子的行为，帮助他们表达自己的意思，这些行为对孩子说话有很好的引导作用。但如果家里人不喜欢说话，父母不在孩子身边，等等，会让孩子说话晚一些。

也有人担心孩子是不是在发声器官上有问题，这个从孩子的哭声中是可以听出来的。哭的时候正常发声的孩子是可以说话的。如果担心孩子听力不好，可以测试一下。父母在孩子的身后叫他们的名字，如果孩子能够回过头来，说明孩子能够听到。万一听力有问题，应该及早学习聋哑儿童的教育方法，孩子在年幼时的学习能力是最强的，不管怎样都不要错过了学习的时机。

如果经检查是孩子的舌系带过短，影响他说话，可进行一个小手术，就能矫正舌系带。

育儿小贴士

1 岁半以后的孩子认识世界的方式就是去动手，有时候会把一本书撕坏，有时候可能会把父母的东西弄坏。要知道，孩子并不是想要破坏一样东西惹父母生气，他们只是不知道怎么去用不熟悉的东西，或者不知道怎么观察它，就会用撕、扯的方式。如果父母因为弄坏了东西而大声呵斥他，对孩子来说是很委屈的事情。

　　但是家里的东西肯定也不能随意让孩子破坏，这就需要父母提前做好教育工作。例如，电器是危险的东西，不要放在孩子的活动范围内，玻璃瓶等东西不要放在幼儿能拿到的地方，等等，做好预防工作是父母的责任。另外，给孩子提供一个玩耍的地方，如果孩子在这个区域里面弄坏了自己的玩具，父母不要生气。玩具本来就是给孩子玩的，他们想要一探究竟是很正常的。

宝宝喜欢咬人怎么办

　　1 岁半以前的儿童咬人，可能是想要表达什么想法但是自己说不清，或者是下意识地什么都咬。但是 1 岁半以后，孩子能知道哪些可以吃哪些不能吃，也不再把什么东西都往嘴里送了。如果宝宝这个时候咬人，父母可以表现出很痛的样子，告诉他这样不对。孩子会收敛这种行为。

　　如果孩子总是以咬人为乐，怎么说也不听，家长可以问问他假设被别人咬了是什么感受。让孩子从别人的角度来考虑，他们能意识自己这样做是不对的。

　　也有的小孩看到别的孩子咬人，就跟着学。如果父母知道孩子是因为跟着别的孩子学来的咬人现象，要告诉他这样做不对。

　　如果孩子是在和父母闹着玩，那么父母就主动提出来玩一个有趣的游戏，来分散孩子的注意力。

宝宝喜欢大喊大叫怎么办

很多人最怕带着孩子在公共场合的时候，他突然大喊大叫。这个时候给他讲道理是没有用的，纵容他或者迁就他又会养成坏习惯，怎么办才好呢？其实，孩子喜欢大喊大叫，一般人是可以理解的，父母最需要注意的是他第一次出现这种情况的时候怎样来处理。如果是在家里，孩子高兴的时候大喊大叫，父母可以用玩别的游戏的方式来转移他的注意力，不要让他觉得通过大喊大叫引起父母的注意这种做法很好玩；如果是在公众场合，孩子第一次因为发脾气大喊大叫，父母要用眼神告诉他这样做很不好。孩子对父母的眼神是很敏感的。

如果孩子对父母制止的目光没有反应，你可以用平静的语气告诉他："你打扰到别人了，大家都在看你。"大部分孩子会停止哭闹的，但也有极少数孩子性格太强，即使有人在议论他也不会收敛。这时候父母也只能听之任之。

如果孩子在家里总是大喊大叫，很明显是他的精力很旺盛。一个没有精神的孩子是不会这样的。如果父母能够找到渠道来帮助孩子解决自己的精力过剩的问题，和他一起玩各种游戏，这个问题也就不治而愈了。

亲密的身体接触，是不可或缺的

哈佛医学院神经生物学教授就孩子成长与父母的关爱做过一项研究，她提出缺乏爱的触摸，会影响孩子的成长。

爱不仅对感情的发育有着良好作用，而且是身体成长的强大动力。在我们国家，越来越多的年轻父母开始学习西方，用直接而热烈的方式来表达对孩子的爱，但也有一些父母不太喜欢和孩子亲吻、拥抱，觉得不自然。其实，身体接触不光是亲吻和拥抱，拍拍肩膀，拉拉手，摸摸头，轻轻地抚摸一下也是传达爱的方式。

父母不要小看这些身体动作，它们也是一种语言，在给孩子传达"我好喜欢你""没关系""你真聪明"这样的信息。这些可以增强孩子的信心，使他们在与人相处的时候也能更加自然。

当然，打屁股也是一种身体语言，是在惩罚孩子的错误，同时也告诉他"你做错了""以后不要这样了"。还有的父母会揪耳朵、扯头发，这些都是很不友善的身体语言，会让孩子产生不安全感，他的整个身体都处于警惕不安的状态，也会影响正常的身体发育。

身体接触应该是善意而自然的，更主要的是经常的。晚上睡觉之前亲亲他的小脸蛋，这样每一次入睡对孩子来说都是一件幸福的事情。

另外，身体接触也因人而异。例如对男孩子来说，父亲的身体接触很重要，拍拍他的肩，想对待男人一样搭着他的背，这些动作可使男孩子的表现越来越勇敢。女孩喜欢被爸爸顶在肩头，喜欢被爸爸高高举起。

　　与男孩子的直接身体接触在最初几年很重要，而女孩子最需要父母的爱抚和关怀的关键年龄是在 12 岁左右，那时候她们更需要爸爸的赞赏、鼓励。但是女孩 12 岁之后，男孩 10 岁之后，作为异性的父母就不要再和孩子毫无顾忌地身体接触了，这样对孩子的成长反而会起到不好的作用。

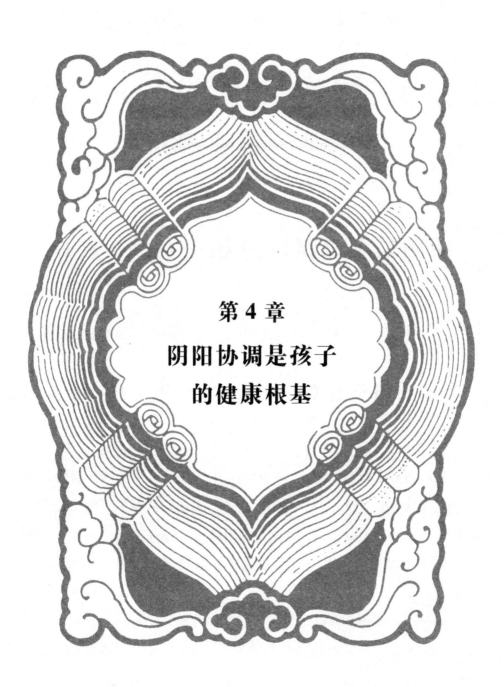

第 4 章

阴阳协调是孩子
的健康根基

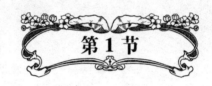

阴阳是个总纲，寒热左右孩子健康

孩子健康不健康，寒热来主张

　　人的身体内有两种能量：一为阴，一为阳。阴阳这两种能量必须平衡，身体才会健康。一个人如果身体内阴的能量多了，他就会感到寒冷；如果阳的能量多了，他就会感到燥热。《黄帝内经》说："阳盛则热，阴盛则寒。"所以，调阴阳先要从寒热开始，寒热平衡了，阴阳也就平衡了。

　　不健康的孩子身体存在两种状态：一为寒，一为热。但值得注意的是，寒的状态和热的状态并不是静止不动的，它们时刻都在变化，寒热变化最突出的莫过于感冒。

感冒都是由温度变化引起人体机能障碍导致的，每个人的每次感冒，都会经历风寒和风热两个阶段。孩子也不例外。

首先，感冒第一时间是给身体造成了一定的抑制状态，最明显的表现是体表发冷，要裹紧衣服，有的时候还流清鼻涕、打喷嚏，这叫风寒感冒，其实，这只是感冒的最初阶段。为什么说这是身体的一种抑制状态呢？因为这时人体处于一种"不足"的状态中，气血不能供应体表，无法组织有效的抵抗，因此这是一种"属阴"的状态。也就是说属阴的能量开始控制身体了，而属阴的能量具有抑制收缩的特性。我们在中学物理课上就学过：物体的特性之一是热胀冷缩。人体也一样，热了，身体就会向外舒张流汗；冷了，浑身起鸡皮疙瘩，身体就会向内收缩，这时人就会打喷嚏、流清鼻涕。

实际上，感冒的初级阶段，有的时候特别短，几个小时或半天就过去了，由于它太短了，所以很多人没有给予足够的关注。但是大家注意，这个阶段实际上十分重要，此时寒邪还没有深入，身体的抵抗机能还有能力迅速将它清除出去，因此一定要抓住这个时机，抢时间解除抑制状态。

方法其实很简单，任何热性的食物、饮料都可以解除抑制状态，甚至一杯热水都管用。因为身体本来是由阴和阳这两种能量来控制的，但现在阴寒的能量开始变得强大起来，它想要独自控制身体。最直接的方法就是用温热的东西来增加身体内阳的能量，使阴阳重归平衡。通常，用大葱的根部也就是葱白，切一下，加几片生姜，在水里稍微熬一下，一开锅就好，不要久熬，因为要的就是它那种刺激的成分。

这里需要说明的是，葱白和生姜都是温热的食物，它们进入身体之后，会增加体内阳的能量，阳的能量充足之后，身体就会发热出汗，从而使身体内阴阳的能量重新达到平衡。为什么葱白和生姜不宜久熬呢？因为此时寒气只停留在体表，属于肺经，肺经有寒应该宣。宣的意思就是说向外扩散。什么东西容易扩散呢？轻的东西，比如空气。所以葱白和生姜轻轻一煮，气味轻且清，进入身体之后，就像一阵热风狂吹，肺上的寒邪很快就无影无踪了。

但如果孩子已经冷得浑身发抖，一点汗都没有，那就要用《伤寒论》中的麻黄汤。通常用苏叶、葱白等就可以了，直到孩子身上发热，不再觉得冷。最好是能微微出点汗，但是不要出大汗，更不要吹风。

还有个方法就是把热水袋放在被窝里，放在孩子后背的肺腧穴附近，也就是靠近肺部的脊柱两旁。热水袋要不远不近，以免烫到皮肤，这样让孩子睡觉可以帮助其阳气生发，使体内的抑制状态得到改变。

此时，如果孩子咳嗽，可以选用中成药通宣理肺丸。这个方子里面基本都是温药，可以帮助身体组织抵抗，切记不可以用寒凉的药物。否则，寒邪继续深入，孩子体内的抵抗力量开始和外邪展开激烈的斗争，身体就会出现发烧、骨节酸痛、咳嗽等症状，就得送孩子去医院就医了。

身体温暖，孩子气血才会威风凛凛

气血掌握着人体的生杀大权，气血流通顺畅，孩子就会安然无恙，如果气血出现淤滞，孩子就会生病。我们知道血在体内的流通是由气来推动的。那么，气又是被谁掌控着呢？答案是，温度。

对于孩子的身体来说，当温度适宜时，血流畅通，孩子会感觉温暖舒适；当温度降低时，血液流速减慢，就出现滞涩、淤堵，孩子就会感觉"冷"；当温度进一步降低，血液就会凝固，孩子就可能会面临死亡。所以说，使血液流动起来的动力就是温度，温度可以决定孩子的气血盛衰。

中医对气的解释是，"气是由先天之精气、水谷之精气和吸入的自然界清气所组成"，其中的先天之精气、水谷之精气都能用温度解释。

先天之精气代表人体先天之本的"肾"。肾为人体之阳，就像人体内的一团火，温煦地照耀着全身。对于肾脏，中医里永远只存在着补，从没有泻的说法。只有通过不断地、适度地添加燃料，才能让肾火旺盛，肾气充足。而给人的肾不断补充营养、添加燃料的，就是被称为"后天之本"的脾胃，是脾胃把食物化成了充足的血液，这就是中医里常说的"血为气之母，气为血之帅"。

补气就是补肾、暖肾、保暖、祛寒，气血充足就是身体内血液的量足、肾气足、基础体温偏高、各脏器功能正常、代谢旺盛、血脉畅通；气血两亏就是身体血液的量少、质劣、肾气虚、基础体温低、脏器功能低下、代谢缓慢、血脉运行不畅。在生活中，我们经常见到小朋友的火力很足，冰天雪地还在外面玩耍，根本不怕冷，而他们的爷爷、奶奶却要围着火炉取暖，这说到底还是肾气的缘故。小孩子肾气足，火力旺，代谢旺盛，总是处于生长、发育的状态，所以不会非常怕冷；而老人肾气衰，火力不足，循环代谢慢，体温就偏低，身体逐渐衰弱。

所以，父母一定要让孩子经常处于温暖的状态，这样他们的气血才能威风凛凛、畅通无阻。

体内寒湿重是孩子健康的最大拦路虎

孩子的身体是纯阳之体，因此无论在什么季节，手脚都应该是温暖的，但现在的很多孩子手脚总是冰凉的，并且舌苔发白，这说明孩子体内寒湿过重。在现代，孩子（其中也包括大人）的许多疾病，都跟体温低、寒湿重有关，从一定意义上讲可以说是：温度决定孩子的健康。

引起孩子体温低、寒湿过重的因素有：经常使用抗生素；喜欢喝冷饮，吃凉的东西；总爱在空调房里，很少出去活动；睡觉时不老实，喜欢蹬被子，胳膊老放在外边；光脚走路……

众多的因素导致孩子体内的寒湿过重，而孩子身体内寒湿重，会影响生长发育，而且常常生病，学习吃力。所以，孩子要想身体健康，就要远离寒湿，温暖身体。

让身体温暖起来的办法有很多：胡萝卜、苹果等属于阳性食物，可榨汁饮用；安步当车，让身体动起来，选择几项适合自己的运动；放弃淋浴，经常泡个热水澡；养成睡前用热水泡脚的好习惯……以上这些方法不仅能让身体暖和起来，而且随着免疫力的提高，人体能克服许多顽疾，因此，我们一定要用温暖把体内的寒湿祛除干净。

体内寒湿重，孩子就容易上火

在古代的医学著作《黄帝内经》里说，寒为热病之因。若寒邪过盛，身体表现出的就是热证、热病。

那么，为什么寒重反而会引起"火"呢？这是因为，身体内的寒重造成的直接后果就是伤肾，引起肾阳不足、肾气虚，造成各脏器功能下降，血液亏虚。肾在中医的五行中属水，水是灌溉、滋润全身的，当我们身体内这个水不足时，如同大地缺水一样，身体就会干燥。脏器也是一样，每个脏器都需要工作、运动，这种运动如果缺少了水的滋润，就易摩擦生热。最典型的是肝脏，肝脏属木，最需要水的浇灌，而一旦缺水，肝燥、肝火就非常明显。如果给肝脏足够的水，让它始终保持湿润的状态，它就不可能干燥，就不会有火。

孩子的头面部是最容易上火的部位。因为肾主骨髓、脑，肾阳不足、肾气虚时髓海就空虚，远端的头部首先出现缺血，也就是"缺水"了，自然反映出干燥的症状，如眼睛干涩、口干、舌燥、咽干、咽痛等。再加上口腔、咽喉、鼻腔、耳朵又是暴露在空气中的器官，较容易受细菌的感染，当颈部及头面部的血液供应减少后，这里的免疫功能就下降，会出现各种不适，这样患鼻炎、咽炎、牙周炎、扁桃体炎、中耳炎的概率就会增加。又由于没有充足的血液供应，各种炎症很难治愈，就会反复发作，成为各种长期不愈的慢性病，严重影响孩子的身体健康。

经常运动的人都有这样的体会，只要运动开了，出汗了，就会感到身体内的燥热自然消失了，浑身轻松，心情舒畅。这是因为运动后体温明显升高，血液循环加快，出汗在排出寒湿的同时也带走了虚火，疏通经络。因此，我们要想避免上火，在平时就应注意不要贪凉，合理饮食，多运动。

孩子寒气重不重，摸摸手脚就知道

"百病寒为先"，寒气是导致许多疾病发生的关键。那么父母如何来判断孩子的体内有没有寒气呢？这里有个最简单的方法，就是摸摸孩子手脚的温度。

传统中医认为，头为诸阳之会，四肢为阳气之末。也就是说人的四肢是阳气灌溉的终点。如果手脚温热，就说明体内阳气比较充足。如果手脚温度不够，甚至有些人常年四肢冰凉，这就说明体内阳气不足，内有寒气。

医生用手感知出来的手脚的温热程度，一般分为手足不温、手足冰凉和手足厥冷三种程度。手足不温是指手脚的温度比正常温度低，感觉不暖和，这往往是阳气亏虚的先兆，可能有轻微的寒气；手足冰凉则是指手足温度明显降低，摸起来凉凉的，有时还伴有出汗症状，这就说明体内阳气已经明显亏虚，体内寒气很重了；而第三种程度手足厥冷则是指手脚温度极低，甚至有的人会连肘关节、膝关节之下都是冰凉的，这就是提示体内的阳气已经极度亏虚，寒气过重，往往会直接伴随着疾病的发生。

除了四肢寒冷之外，还有一些孩子手脚心容易发热，总想挨着凉的东西，但他们又特别怕冷，容易出虚汗，这也是体内有寒气的表现。因为体内阳气太虚，不能回纳，就浮散于外，使手脚出现了虚热的假象。

这里要特别说明的是，中医所说的手脚温度是指持续一段时间的温度，而不是指一时的温度状况。例如有些孩子腹疼时也会伴随手脚冰凉，但疼痛缓解后，手脚温度就会恢复正常，这类特殊情况，不是寒气所导致的。

睡前泡脚，小脚丫放松又温暖

在生活中，有一些孩子的脚部常年处于冰凉的状态，之所以出现这种现象，主要是由于人脚上的神经是全身神经的末梢，脚部是人体中离心脏最远的部位，血液循环不如身体的其他部位好，再加上脚面和脚底的脂肪很少，不能起到很好的保暖作用，所以孩子的脚才会冰凉，不容易变暖。

父母在日常生活中应该怎样爱护孩子的双脚，让小脚丫温暖起来，保证血液中的营养能及时输送给它们，从而保证孩子的身体健康呢？

其实，解决双脚常年冰冷的方法很简单，只要睡前泡脚就可以，而且从中医的观点来看，脚是我们的"第二心脏"，人体五脏六腑的功能在脚上都有相应的穴位。经常睡前泡脚不仅能温暖双脚，你还会发现身体的其他部位也会变得很舒服，因为学习而带来的疲累感也会慢慢地消失。

在泡脚时，水温以脚感温热为准，开始时水以刚覆脚面为宜，先将双脚在水中浸泡 5～10 分钟，然后用手或毛巾反复搓揉足背、足心、足趾；为强化效果，还可用手或毛巾上下反复搓揉小腿，直到腿上皮肤发红发热为止；为维持水温，泡脚的时候可以在身边放一个暖水壶，当水凉了的时候，父母可以再为孩子倒一些热水保持水温；洗完后，用干毛巾把脚反复搓揉干净，要注意的是，泡脚的时间不宜过长，以 20～30 分钟为宜。

如果孩子正在发烧，那么泡脚可以帮孩子缓解发烧的症状，因为当孩子把双脚放入温暖的水里时，脚部的血液循环会立刻加速，从而使全身的血液循环畅通起来，身体便会出少量的汗水，而出汗是帮助孩子降温的好办法。

防止寒气入侵孩子身体的六种方法

病自寒来，但父母又很难完全避免寒气入侵孩子的身体，所以要在日常生活中树立正确的观念。这里我给爱子心切的父母们介绍一下防止寒气入侵的几个主要方法。

1. 别让孩子光脚走路

现在很多孩子动不动就肚子痛、拉稀，究其原因，主要和孩子喜欢光脚走路有关。现在大多数家庭铺有木地板、大理石地砖，进门时都要换鞋，但有些孩子没养成习惯，进门把鞋一脱就光着脚走路。中医自古就有"寒从脚下起"的说法，父母要注意让孩子养成换鞋的习惯，千万别让其光脚走路，这样可以避免寒气入侵孩子体内。

2. 给孩子洗头时不做按摩

有些家长去理发店，觉得洗头时做按摩很舒服，于是回家也学着理发师的样子给孩子干洗按摩：在头发上倒上洗发水，就开始搓揉头发，再按摩头部、颈部。殊不知，按摩使头部的皮肤松弛、毛孔开放，并加速血液循环，而此时头上全是冰凉的化学洗发水，按摩的直接后果就是吸收化学洗发水的时间大大延长，张开的毛孔也使头皮吸收化学洗发水的能力大大增强，同时寒气、湿气也通过大开的毛孔和快速的血液循环进入头部。所以有这种习惯的家长千万要注意，别在洗头时给孩子做按摩。

3. 顺天而行，不给孩子吃反季节食物

现在的孩子大都是独生子女，对待家里"独一无二"的宝贝，做父母的往往是宠爱有加，于是，凡孩子爱喝的、爱吃的，家长就不分季节地往家里买。有个 7 岁的小男孩，在冬天里想吃西瓜，家长二话不说便买了回来，孩子当时是高兴了，可第二天便开始腹泻，捂着肚子喊难受。中医认为，温热为阳，寒凉为阴，只有将食物的温热寒凉因时因地地运用，才能让人体在任何时候都能做到阴阳平衡，不生病。如果逆天而行，不分季节、区域地让孩子乱吃一通，那么这种"爱"孩子的方式会毁掉孩子的健康，毁掉孩子的一生。

4. 睡觉时给孩子盖好被子

有些孩子睡觉时喜欢把肩膀露在外边，殊不知，这样寒气就很容易从背部入侵。一个 6 岁的孩子，鼻炎、哮喘总是治不好，分析原因，原来是他睡觉时肩膀经常露在外面，致使肩膀受凉。肩膀是身体 12 条经络的源头，经常肩膀受凉的孩子身体往往不太好，易患感冒、咳嗽、慢性鼻炎等。所以，父母要在睡觉时给孩子盖好被子，别让孩子的肩膀露出来。如果是婴幼儿，父母可给孩子睡睡袋，既省事，还不会让孩子受凉。

5. 不在冬天带孩子去游泳

有些家长不知道如何维护孩子健康，喜欢在冬天带孩子去游泳。从运动的角度看，游泳能扩张胸部，对胸肺有一些用处，但冬天外界气温低，而游泳时人体体内温度会升高，毛孔也会随之张开，这时候，大量的水湿、寒气会通过毛孔渗入体内。中医强调天人合一，也就是说人应该顺应自然，该夏天做的事情最好不在冬天做，所以父母

最好不要在冬天带孩子去游泳。

6. 避免让孩子淋雨

许多孩子喜欢下雨天在外面跑，而父母认为孩子身体很强壮，足以经受这么一点小雨，因此完全不在意。其实，经常淋雨会在头顶和身上其他受寒的部位留下寒气，孩子头顶多半会生成一层厚厚软软的"脂肪"，这些脂肪就是寒气物质。等身体哪一天休息够了，血气上升，就会开始排泄这些寒气。由于长时间累积了大量的寒气，身体需要借助不断地打喷嚏、流鼻水的方式将之排除，这时又会由于频繁地打喷嚏、流鼻水而被医生认定为过敏性鼻炎。由此可见，放任孩子淋雨实在不是明智之举。

帮助孩子阻断寒气入侵的五条通道

寒气是个欺软怕硬的家伙，专拣软的捏，找到最容易入侵的部位便大举进攻，并且安营扎寨、为非作歹。父母与其等着寒气入侵孩子的身体，再费尽心思地帮助孩子祛除它，不如事先做好准备，从源头上切断寒气进入孩子体内的通道。

一般来讲，头部、背部、颈前部、脐腹部及足部是孩子的薄弱地带，是寒气入侵的主要部位。

1. 头部

中医认为，"头是诸阳之会"，体内阳气最容易从头部散发，如同热水瓶不盖塞子一样。所以，冬季时家长如不重视孩子的头部保暖，使阳气散失，寒邪入侵，就很容易引发感冒、头痛、鼻炎等病患。因此，冬天给孩子选戴一顶合适的帽子是很必要的，特别是在外出时。

2. 颈前部

颈前部俗称喉咙口，是指头颈的前下部分，下至胸骨的上缘。这个部位受寒风一吹，不只是颈肩部，包括全身皮肤的小血管都会收缩，如果受寒持续较长一段时间，交感—肾上腺等神经内分泌系统就会迅速做出相应的反应，全身的应变调节系统也会进行一些调整，人体的抵抗力就会有一定程度的下降。

3. 背部

中医学称"背为阳",又是"阳脉之海",是督脉经络循行的主干,总督人体一身的阳气。冬季里如背部保暖不好,则风寒之邪极易从背部经络上的诸多穴位侵入人体,损伤阳气,使阴阳平衡受到破坏,人体免疫功能下降,抗病能力减弱,诱发许多病患或使原有病情加重及旧病复发。因此,在冬季里给孩子加穿一件贴身的棉背心或毛背心以增强背部保暖,是必不可少的。

4. 脐腹部

脐腹部主要是指上腹部,它是上到胸骨剑突、下至脐下三指的一片广大区域。

这个部位一旦受寒,极容易发生胃痛、消化不良、腹泻等疾病。这个部位面积较大,皮肤血管分布较密,体表散热迅速。冷天暴露这个部位,腹腔内血管会立即收缩,甚至会引起胃的强烈收缩而发生剧痛,持续时间稍久,就像颈部受寒一样,全身的交感—肾上腺等神经内分泌系统同样会做出强烈的反应,这时可能就会引发不同的疾病,因此,对脐腹部的保暖也是十分必要的。

5. 脚部

俗话说"寒从脚下起"。脚对头而言属阴,阳气偏少。现代医学认为,双脚远离心脏,血液供应不足,长时间下垂,血液回流循环不畅;皮下脂肪层薄,保温性能很差,容易发冷。脚部一旦受凉,便会通过神经的反射作用,引起上呼吸道黏膜的血管收缩,血流量减少,抗病能力下降,以致隐藏在鼻咽部的病毒、病菌乘机大量繁殖,使人发生感冒,或使气管炎、哮喘、肠病、关节炎、痛经、腰腿痛等旧病复发。

　　因此，冬季家长要注意保持孩子鞋袜温暖干燥，并经常给孩子洗晒鞋袜。平时要让孩子多走动，以促进脚部血液循环。临睡前用热水给孩子洗脚，然后以手掌按摩孩子脚心的涌泉穴 5 分钟。

姜糖水让孩子的身体快速变暖

　　父母再怎么小心，也难免让孩子遭遇寒凉，那么，这时候，有没有快速让孩子身体变暖的方法呢？喝姜糖水是一个不错的办法。

　　民间有"冬天一碗姜糖汤，祛风祛寒赛仙方"、"冬有生姜，不怕风霜"的说法。生姜性温，其所含的姜辣素，能刺激胃肠黏膜，使胃肠道充血，消化能力增强，能有效治疗孩子因吃寒凉食物过多而引起的腹胀、腹痛、腹泻、呕吐等。

　　在五味中，生姜味辛，辛主散，故能发汗、祛风散寒。孩子吃过生姜后，会有发热的感觉，这是因为生姜能使血管扩张、血液流动加速，促使身上的毛孔张开，从毛孔渗出的汗液不但能把多余的热带走，同时还能把病菌放出的毒素、人体内的寒气一同排出体外，所以孩子身体受了寒凉，吃些生姜就能及时散寒。

　　讲到这里，你也许会问，那直接给孩子吃姜得了，还用糖干什么？生姜有辛辣之味，孩子一般不爱吃，但孩子对甜的东西"情有独钟"，而红糖性温味甘，有暖胃、祛寒的作用，且红糖中含有大量的矿物质，能加快新陈代谢、促进血液循环，所以与生姜一起熬成姜糖水，孩子爱喝，还能祛寒防病，一举两得。

按摩可以祛除孩子体内寒气

　　按摩可以帮助孩子舒经活血，从而达到防病、治病的效果，但这其中的原因，恐怕知道的人并不多。寒气入侵人体会堵塞经络，经络不通，人就会生病，而按摩可以疏通经络，让气血流畅自如。因此，父母可以经常给孩子做按摩，以祛除孩子体内的寒气。

　　这里就针对前面提到的寒气容易入侵的几个部位，介绍一下按摩方法：

1. 头部的按摩方法

　　（1）将孩子的脸部夹在双手之间，然后用双手向下沿着孩子脸颊的两侧轻轻地抚摩。

　　（2）用双手对孩子的头部进行按摩。当你用指尖呈小圆形按揉孩子的头皮时，其头部的重量就由你双手的掌根来支撑。如果你的孩子是新生儿，一定要轻轻地按摩头部，尤其是头部那些还很柔软的部位。

　　（3）用你的拇指和食指捏着孩子的耳朵，从耳朵的上面按摩至耳垂。

　　（4）用手指由孩子的头部向下按摩至颈部和肩部。

2. 背部的按摩方法

　　（1）用你的双手像握杯子一样握住孩子的头，然后向下抚摩孩子的肩膀，再到背部，用两只手同时上下来回抚摩孩子的背部。按摩时你的手指要并拢，同时保证从你的手掌到你的指尖是完整的一体，动作都是一致的。意念要集中于能量在你手中的传递。

对于新生儿，可以从宝宝的颈部到臀部，用两只手交替进行抚摩。这种按摩会令宝宝感到安慰，可以重复进行几次。

（2）用你的整个手掌在孩子的背部上下来回做轻抚法按摩，按摩到臀部后，这组动作就可以了。然后将你的大拇指分别放在宝宝的脊椎骨的两侧，另外四根手指环绕在孩子身体的两侧，然后用你的拇指向两侧滑动抚摩，可反复几次。

3. 脚部的按摩方法

（1）用手指的指肚在孩子的脚踝上呈圆形按摩。用一只手握住孩子的左脚脚跟，同时用另一只手的拇指按摩孩子的脚掌。将你的其他四根手指全部放在孩子的脚面上，同时用拇指的指肚抚摩孩子的脚底。注意拇指在脚底按摩的力度要适中，按摩时不要让手指加力，因为脚底的神经非常接近人的脚面。

（2）从每一根脚趾的中间按摩到脚跟，做平行的按摩，再从脚跟按摩到脚趾中间，直到做到脚的侧面就可以结束了。用你的右手放在孩子的左脚上，然后用你的拇指沿着孩子的脚掌向下移动到大脚趾。注意要保持力量平稳而均匀。每当你按摩至孩子的脚趾时要迅速地返回，将拇指滑动返回脚跟再进行下一轮按摩。

（3）按顺序从孩子的小脚趾开始，轻轻地旋转和牵拉每一根脚趾。

（4）重复上述方法进行右腿和右脚的按摩。

4. 腹部的按摩方法

（1）这种按摩运动应该沿着顺时针方向按照肠的蠕动情况来进

行。尽量保持你的手是扁平的，做这种圆形的按揉，会使孩子的腹部感到非常舒适。当你做这种按摩时，要时刻观察宝宝的面部表情，记下按摩时发现的任何不良的反应或疼痛点。在按摩孩子的下腹部时，力度要轻，因为那是膀胱所在的位置。在下腹部用力按摩不仅会令孩子非常不舒服，而且有害健康。

（2）用手指的指肚按摩孩子的肚脐。从你的左手开始在宝宝的肚脐上画圈按揉。将右手放到左侧，手指弯曲成拱形。这时你的左手还在继续做刚才的按摩动作，为了避免手臂交叉带来的不便，右手手指的拱形程度可以适当根据情况进行调整。注意手不要过于接近孩子的肚脐，以免导致孩子任何的不适。

按摩不仅是提高孩子的体温，帮助孩子远离寒湿的好方法，还是和孩子增进彼此联系的方法，能使自己和孩子之间更为亲密、熟悉，从而有助于与孩子更好地沟通。

让孩子坚持运动可升高体温，远离疾病

正常情况下，孩子的体温应该比大人的高，但是现在的孩子体温明显下降，大部分孩子的体温不到36℃，而且有越来越多的孩子患上高血压、高血脂等症。究其原因，是孩子的体温低，体内的糖分和脂肪不能被充分燃烧，因此才患有"大人病"。

孩子体温的下降，除了在很大程度上和饮食有关以外，还和缺乏运动有关。孩子在运动的时候，肌肉会产生热能，使体温上升。血液循环更会因此获得改善，氧气随着血液运送至全身，促进体内废物的排泄，使新陈代谢加速。所以，父母应正确地鼓励和引导孩子锻炼身体，这样才能使孩子的体温升高，从而有利于他们健康成长。

那么，到底哪些运动比较适合孩子呢？

1. 仰卧起坐

先让孩子仰卧于地垫上，膝部屈曲成90°左右，脚部平放在地上。父母用手按着孩子的脚踝，让孩子利用腹肌收缩，两臂向前摆动，迅速成坐姿，上体继续前屈，两手触脚面，低头；然后还原成坐姿。如此连续进行。

2. 跑步

父母可以陪同孩子一起跑步，跑前一定要注意做热身运动，跑后不能立即停下来，要慢走一段时间，让身体各部位慢慢放松下来。

3. 立定跳远

让孩子双脚左右开立，脚尖平行，屈膝向下深蹲或半蹲，两臂自然后摆。然后两腿迅速蹬伸，使髋、膝、踝三个关节充分伸直，同时两臂迅速有力地向前上摆，最后用脚尖蹬离地面向上跳起，落地时用前脚掌着地屈膝缓冲，接着再跳起。每次练习5～10次，重复2～3组即可。

要排除孩子体内寒气，请用取嚏法

感冒是孩子们常患的疾病。在西医的眼中，感冒是由人体上呼吸道感染病毒、细菌等微生物引起的炎症；而中医却不这样认为，中医并不从病毒、细菌的角度立论，而是认为人之所以感冒是由人体感受外界风寒或风热等邪气而引起的。

风寒感冒是最常见的一种，当寒气侵入到我们体内时，身体会通过打喷嚏、流鼻涕等方式来排出体内寒气，但我们却时常服用药物来抑制身体的这种行为，导致体内的寒气越积越多，最终诱发严重的疾病。

其实，在对付风寒感冒时，有一个非常简单而实用的方法，这就是"取嚏法"，也就是人为地诱发打喷嚏这一排寒气的过程。

只需用平常的卫生纸纵向撕15厘米，用手搓成两个纸捻，要稍有点硬度；插入孩子的鼻孔，纸捻尖要贴着鼻内上壁，这样刺激性会较强。如果孩子已感受风寒，自然就会打喷嚏，喷嚏的多少取决于孩子感受风寒的程度。打了几个喷嚏后，头会略微出汗，这时风寒已经除去了，孩子的感冒症状也会有一定程度的好转。

另外，有些孩子有过敏症，如鼻敏感或花粉症之类，都是以往处理寒气不当、体内积压过多寒气所导致的，用"取嚏法"同样可以排出体内寒气。

"小胖墩"和父母喂养、脾虚寒湿重有关

如今，很多父母都觉得孩子胖乎乎的比较可爱，认为孩子胖一点没关系，长大以后就会恢复正常，所以对孩子肥胖不但不予以重视，还希望自己的孩子吃得胖胖的。殊不知，肥胖是有记忆的，等孩子长大成人后，这种肥胖会越来越明显，而且很难控制，不但外形不再可爱了，更要命的是高血压、糖尿病、脂肪肝等病魔会悄悄地在儿童身上埋下隐患。

孩子长得太胖，不仅对身体是一种伤害，对心理的伤害更大，因为大多数孩子因为年纪太小，不太懂得尊重他人，经常歧视和嘲笑比较胖的孩子。这样一来，比较胖的孩子就容易变得自卑和孤僻，时间长了，心理发育肯定会受到严重影响。

肥胖不利于孩子的身心发展，那么孩子肥胖到底是如何发生的呢？

1. 小胖墩是父母一手喂出来的

孩子在两三岁的时候，鱼、肉做成的菜卤油水大，特别香，孩子们爱吃，家长就拿这些菜卤给孩子拌饭，孩子们吃菜少，而米饭和油水摄入过多，久而久之会因营养不良而发胖。还有些孩子不爱吃蔬菜，只喜欢吃肉，而父母也不及时加以诱导而导致孩子肥胖。

如果是这种原因导致的肥胖，父母让孩子"吃好"就可以了，换句话说就是科学喂养。要搭配好营养摄入的比例，须掌握好6个字，

即"多样、适量、均衡"。不能孩子爱吃什么就吃什么，一直吃到饱，而忽视其他营养素的摄入。父母在给孩子做饭的时候，选料一定要多样，而且一定要新鲜，肉菜比例最好是3：7。如果孩子出现偏食的现象，一定要进行干预。为了预防孩子偏食，最好在孩子4个月的时候就添加辅食，而且种类要多样，全方位给孩子以味觉刺激。如果某种辅食添加得晚，可能就会导致孩子难以接受这一食物，长大以后就可能偏食。

2. 脾虚寒湿重也是肥胖的原因

孩子脾虚，体内寒湿重时，就需要更多的热量来祛寒，这时孩子就会吃得越多，加上运动又少，所以形体多肥胖，动作迟缓，大便溏烂。对此父母应从健脾祛湿上着手，每天给孩子捏脊五次，推板门200次，平时少让孩子吃寒凉之物。

肥胖不是福，作为家长要从小控制孩子的体重，千万别让孩子超重。

"三暖三凉"——正确穿衣的健康法则

朱丹溪在《慈幼论》中说："盖下体主阴，得寒凉则阴易长，得温暖则阴暗消。是以下体不与帛绢夹浓温暖之服，恐妨阴气，实为确论。"

孩子在 16 岁之前，血气都很旺盛，但是阴气不足，此时他们下身的衣服宜薄不宜厚，下身过于温暖，则有碍于阴气的增长。

给孩子穿衣除了"下身凉"之外，还有"两凉"。

一是头凉。

从生理学角度讲，孩子经由体表散发的热量，1/3 是由头部发散，头热容易导致心烦头晕及神昏。头部最容易"上火"，孩子患病更是头先热。如果孩子保持头凉、足暖，则孩子必定神清气爽，气血顺畅。

二是心胸凉。

穿着过于臃肿，会压迫胸部，影响正常的呼吸与心脏功能，还容易造成心烦与内热。

给孩子穿衣还必须注意"三暖"。三暖是指背暖、肚暖和足暖。

保持背部的适当温暖可以减少感冒机会。适当温暖，就是不可过暖，过暖则背部出汗多，反而易因背湿而患病。

肚子是脾胃之所，保持肚暖即是保护脾胃。孩子常脾胃不足，冷空气直接刺激腹部时，孩子就会肚子痛，从而损伤脾胃功能，影响营养物质的消化吸收。另外，中医还认为，脾胃与免疫功能有关，所

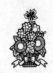

以，肚暖是孩子保健的重要一环，睡觉时给孩子围上兜肚，是保持肚暖的好方法。

　　脚部是阴阳经穴交会之处，皮肤神经末梢丰富，是对外界最为敏感的地方。孩子的手脚保持温暖，才能保证身体适应外界气候的变化。

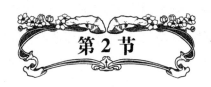

只有阴阳平衡，孩子气血才会通畅

气血就像自然界的树

　　我们都知道，自然界的季节年复一年，周而复始地更替变化，这已经成为规律，而正是因为有了这个规律，自然界中的万物才能春生、夏长、秋收、冬藏。人类是自然界中的普通一员，自然也要顺应这个规律，只有这样，我们的身体才会健康。

　　那么，气血是什么样的呢？讲这个问题之前先举一个例子。我们都知道，自然界里的树木在春天的时候开始长叶子，夏天时枝繁叶茂，秋天时树叶开始凋落，冬天的时候就只剩下了光秃秃的树枝。我们的气血和自然界中的树木一样，在春天的时候，气血从里往外走；

夏天的时候气血全在外面，就像树的叶子；一到秋天，气血就开始从外面向里走了；到了冬天，气血都到了里面，外面就相对不足。

夏天的时候，树上所有的营养都在枝叶上，树根上几乎没有什么营养。而冬天要给树灌溉，是为了在春天让它更好地生发。在夏天时，我们的气血都到外面去了，它能够通过汗液把体内多余的东西排出去。如果不热，那么人体就很可能成了堆放废物的垃圾场。而冬天的时候讲究进补，最好吃些有营养的东西，因为这个时候气血都在里面，吃了好东西能充分运化，为明年的春发做好准备。如果冬天不进补，那么第二年春天就没有气血供生发。这和树的冬灌是一个道理。

在冬天储存营养的同时，也会有许多多余的产物，到了夏天发汗的时候，正好把这些多余的产物排出体外。

可是现在的一些小朋友却过着违背自然规律的生活，夏天唯恐空调不冷，冬天唯恐暖气不热。如果把自然界的树"请"到屋子里来生存，它也会吃不消的。这样违背四时的生活方式，会造成人体内气血运行混乱，我们就会因此而生病。

所以，小孩子应该要像自然界中的树木那样，顺应四时的规律，只有这样，才能身康体健。

气虚阳不足，血虚阴不足

　　有人说，气血像夫妻，气为阳，是丈夫；血为阴，是妻子。那么，气虚是什么呢？气虚就好比一个家庭里，作为一家之主的丈夫太懦弱了。我们可以设想，这种情况下，家会变成什么样。首先，这个家的经济来源会出现问题，家庭成员的温饱得不到保证，一家人只能在低水平的生活中生存；其次，由于丈夫太懦弱无能，家庭很容易受到别人的欺侮。丈夫懦弱，家庭会如此，那么气虚之后，一个人的身体又会怎么样呢？首先，他的脏腑功能会低下，精神委顿、倦怠乏力、少气懒言，动不动就会出虚汗。其次，就是抗病能力减弱，什么微小的病毒都可以欺负他，一阵寒风吹来，别人都安然无恙，但气虚之人却可能大病一场。

　　其实，气出现的问题，还有气陷、气滞、气逆等情况，但气虚是其中最主要的问题。

　　小孩子的气虚，除了从舌诊、脉诊方面来判断外，还要从脸色来判断，一般脾气虚的孩子，往往面色晦暗，呈现不正常的黄色，俗话说："天黄有雨，人黄有病。"如果是肺气虚，则面色发白，这都是辅助的判断方法。

　　给孩子调理的时候，尽量不用药性猛烈的药物，能用药食同源之品，就用药食同源之品；药味能少就尽量少，这样就不会伤着孩子。

　　既然气和血的关系就像一对夫妻，是紧密联系在一起的，那么如果没有了血，气无所依托，就飞散消失了；同样，如果没有气，血就

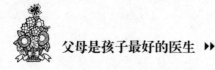

无法行动，也就没有了任何作用。

孩子血虚会出现哪些问题呢？

大家知道，血液是濡养四肢百骸的，身体所有的器官，都需要血液带来的营养，如果血液不足了，全身的各个部位都会出现问题。

假如孩子的心血虚，就会出现心悸、怔忡等情况。因为心藏神，要靠血来养，心血不足，与"思考"有关的整个系统都会出现问题——记忆力会变差，思考时会觉得累，晚上梦多，总是烦躁，这都是血不养心造成的。

如果孩子的肝血亏，问题也很大。因为肝藏血，中医认为肝为刚脏，属木，需要濡润，如果血液不足，那就如同一棵树没有浇水，没有水叶就会枯萎，肝缺少血，孩子就容易发火，会觉得头昏脑涨、目赤肿痛；同时，因为肝开窍于目，目得肝血的濡养才能看清东西，如果肝血虚，视力就会模糊，眼睛容易疲劳，总觉得干燥。

如果孩子的肺血不足，也会出现很多问题。肺中的血如果亏虚，则会出现胸闷、气短、呼吸不利，甚至会导致心悸、胸中憋痛，很多老人心脏出现的问题，其实都和肺血不足密切相关。

因此，父母一定要关注孩子的气血情况，从而让孩子拥有健康的身体。

储存气血，奠定孩子的健康基础

许多小朋友都玩过电动汽车，当它没有电的时候，我们会给它充两三个小时的电，然后就又可以玩两三天，使用的时间是充电时间的数十倍。同样的道理，如果我们在儿童时期就储存了足够的气血能量，长大后再注意保养，就可以使自己的气血用之不尽。而且，只要我们明白人体造血机能的各项条件，很快就能使气血能量迅速上升。

下面提供一些简单、有效的气血储存方法，让孩子从小就养好自己的气血。

（1）好好吃饭。在传统的中医理论里，脾胃是后天之本，气血生化之源，所以要想气血充沛，必须要先把脾胃调养好才行，而好好吃饭就是调养脾胃的基础。

（2）好好睡觉。肝脏的特点是"卧则回血，坐立向外供血"。因此，一定要好好睡觉，只有保证充足的睡眠，才能养护好肝脏，肝脏养护好了，造血功能自然也就增强了。

（3）积极锻炼。因为适量运动能使气血通畅，神清气爽。所以，我们在空闲的时候要适当参加体育锻炼和文娱活动，放松自己的身心。

气虚孩子的调养"四部曲"

"气"是构成人体和维持人体生命活动的最基本物质，人体的"正气"有促进生长发育，保卫身体及抵御疾病侵袭的生理功能。

而气虚体质的孩子容易感冒，也比较容易生病，气虚的孩子通常体型消瘦或偏胖，身体容易疲倦，全身乏力。另外，还伴有面色苍白，说话声音低，稍微活动则出汗、心悸，舌淡苔白，脉虚弱等身体特征。

气虚的孩子想要康复的关键就在于补气。肾为气之根，脾为气之源，所以补气重在补脾益肾。可从以下几方面入手：

1. 饮食调养

气虚的孩子在饮食上宜吃补气健脾的食物，例如山药、胡萝卜、香菇、鸡肉等。

2. 精神调摄

气虚的孩子情绪常处于低落状态。精神调摄可以让其精神变得振奋起来，变得乐观、豁达、愉快。

3. 运动健身

气虚的孩子不宜进行大运动量的体育锻炼，可在父母的帮助下多做内养功、强壮功。方法如下：

（1）摩腰：将腰带松开，双手相搓，以略觉发热为度。将双手置于腰间，上下搓摩腰部，直至感觉发热为止。

（2）"吹"字功：直立，双脚并拢，两手交叉上举过头，然后弯腰，双手触地，继而下蹲，双手抱膝，心中默念"吹"字，连续做10余次。

（3）荡腿：端坐，两脚自然下垂。先慢慢左右转动身体3次，然后两脚悬空前后摆动10余次。

4. 环境调摄

气虚的孩子适应寒暑变化的能力较差，寒冷季节常感手脚不温，易感冒。因此，冬季要避寒就温。

孩子气血不足，小心邪气乘虚而入

中医上认为气血掌管着人体的生杀大权，气血充足的人的抗病能力强，一般很少生病。反之，如果一个人气血不足，那么首先影响到的就是五脏。气血就像五脏的"粮食"一样，气血不足就会使五脏闹饥荒，五脏不肯正常工作，各种疾病就会乘虚而入。

假如心脏没"吃饱"，就会心慌、气短、胸闷，特别想休息，然后出现间歇，心跳得越来越慢，开始痛。这些症状其实是在提醒你，它饿了、累了，需要血来补充。在这里需要特别注意的是，此时并非血液的流动受阻，而是要从增加血液的总量上入手。

肝脏"吃不饱"，它的工作量就会减少，以前吃一斤肉，它都能转化成人体所需要的能量，而在吃不饱的情况下，一斤肉它只能转化七两，余下的三两以脂肪的形式弃置在肝脏里，形成脂肪肝，或者堆积在血管里形成高血脂。

如果肾脏没吃饱，就不能保质保量地完成人体排毒工作，身体内的各种毒素就不能及时排出体外，从而导致尿酸、尿素过高。

如果胰脏"吃饱"了，就能奉献给人体充足的胰岛素。胰脏"吃不饱"，糖不能被正常代谢，多余的糖留在血管里，造成血糖升高。

大脑"没吃饱"，轻者头晕、记忆力下降，重者因远端末梢的血管得不到充足的血液而干瘪、闭塞，继而出现脑缺血、脑梗死，时间长了，脑子开始变"瘦"，脑萎缩、老年痴呆症就是这样发生的。

因此，父母平时要注意孩子的饮食，做到营养丰富均衡。这样才能保证孩子体内血的质量和浓度。

七招教你了解自己的孩子气血是否充足

孩子的气血水平处在哪个状态，关系到他们的身体健康状况，所以父母要了解孩子的气血水平，及时调整，以保证身体健康。

那么父母如何才能知道孩子气血水平的高低呢？

（1）看指甲上的半月形。正常情况下，半月形应该是除了小指都有。大拇指上的半月形应占指甲面积的 1/5～1/4，食指、中指、无名指的应不超过 1/5。如果孩子手指上没有半月形或只有大拇指上有半月形，说明他体内寒气重、循环功能差、气血不足，以致血液到不了手指的末梢。

（2）看眼神。气血充足的孩子眼睛明亮、有神，眼神专注；眼睛不明亮、目光散乱的孩子则说明气血不足。

（3）看皮肤。孩子的皮肤白里透红，有光泽和弹性，这代表气血充足。反之，皮肤粗糙、无光泽、暗淡、发白、发青、发红都代表孩子身体状况不佳，气血不足。

（4）摸手温。如果孩子的手一年四季都是温暖的，代表他的气血充足。如果手心偏热、出汗或者冰冷，这都是气血不足的表现。

（5）看手指的指腹。如果孩子的手指指腹扁平或指尖细细的，代表气血不足；而手指指腹饱满，肉多有弹性，则说明气血充足。

（6）看头发。孩子的头发乌黑、浓密、柔顺，代表气血充足；头发干枯、发黄、开叉都是气血不足的表现。

（7）看睡眠。如果孩子入睡快、睡眠沉，呼吸均匀，一觉睡到自然醒，表示气血很足；而入睡困难，易惊易醒，夜尿多，呼吸沉重或打呼噜，则表示气血不足。

父母应该知道的一些补血良方

补血的方法有很多，父母应该结合孩子的喜好、身体的特点，选择其中的一两种，长期坚持下去，这样才能确保孩子血气充足，身体健康。

1. 食疗法补血

补血理气的首选之食就是阿胶，因为阿胶能从根本上解决气血不足的问题，同时改善血红细胞的新陈代谢，加强真皮细胞的保水功能。针对贫血的孩子，父母可以将阿胶捣碎，然后和糯米一起熬成粥，晨起或晚睡前食用，也可以将阿胶同鸡蛋一起煮成蛋花汤服用。

生姜红糖水也是补气血的不错选择，食用时把姜削成薄片，放在杯子里，加上几勺红糖，然后加开水冲泡后，放在微波炉里热得滚烫后再喝，这样最有效。需要注意的是喝生姜红糖水最好不要选择晚上，因为民间有"晚上吃姜赛砒霜"的说法，生姜能调动人体内的阳气，让人处于亢奋状态以致影响睡眠，危害健康。

2. 穴位补血法

补气血也可以用穴位按摩法，最重要的补血穴位是血海和三阴交。

血海穴属足太阴脾经，屈膝时位于大腿内侧，用掌心盖住自己的膝盖骨（右掌按左膝，左掌按右膝），五指朝上，手掌自然张开，大拇指下面便是此穴，经常按摩血海穴可以起到活血化淤、补血养血的功效。

每天上午9~11点刺激血海穴最好，因为这段时间是脾经经气的旺时，人体阳气处于上升趋势，所以直接按揉就可以了。每侧按揉3分钟，力量不要太大，以"轻柔"为原则，当感到穴位处有酸胀感即可。

三阴交穴具有健脾补血、舒肝补肾的功效。它位于内踝尖直上3寸（约一手掌宽或约10厘米左右），胫骨后缘。左右脚各一穴，属太阴脾经，与厥阴肝经、少阴肾经交会，所以被称为三阴交。父母可以在孩子每天睡觉前坚持为他按揉三阴交5~10分钟，以皮肤潮红为度。

父母千万不要陷入补气血的误区

对于孩子来说，补气血固然重要，但由于人和人的体质不同，气血水平不同，补气血的方法自然也就不能一样。在生活中，我们一不小心就会陷入到补气血的误区中。

1. 运动能增加气血能量

运动可以打通经络，强化心脏功能，提高清除体内垃圾的能力，但是不会增加人体的气血能量。运动对健康的影响，主要是加快血液循环的速度，可以使一些闭塞的经络畅通，特别是对于心包经的打通有很好的效果。心包经的通畅，可以强化心脏的能力，提升我们身体的免疫功能，也会加快身体的新陈代谢，加快身体排除体内废物的能力。

如果只是单纯地进行运动，完全不改善生活习惯，增加或者调整睡眠的时间，那么运动只是无谓地消耗血气能量而已。

2. 寒凉的食物不能吃

并不是所有的寒凉食物进入肚子里都会对身体产生负面影响，只要与我们孩子的体质、吃的季节相适宜，能起到中和、平衡的作用，就可以吃。比如夏天，孩子的身体大量出汗，就应该适量吃些大寒的西瓜，因为它能除燥热，又能补充身体内因出汗过多而丢失的水分、糖分，这时的西瓜对身体来讲就能起到协调、补血的作用，而天冷时吃西瓜就容易导致血亏。

另外，寒、热食物要搭配着吃，比如吃大寒的螃蟹时，一定要配上温热性质的生姜，用姜去中和蟹的寒凉，这样就不会对孩子的身体造成任何的伤害，还有利于蟹肉的消化、吸收。

3. 黑色食物一定能补血

在我们的思维里，一向认为黑色食物能补血，如黑芝麻、黑豆、黑米、黑木耳、海带、紫菜、乌鸡等。其实并不尽然，温热是补、寒凉是泻。黑米、乌鸡性温，补血、补肾效果明显；黑芝麻，性平，补肾、补肝、润肠、养发；黑豆，性平，补肾、活血、解毒；黑木耳性凉，海带、紫菜性寒，夏天可以经常吃，冬天尽量不要吃。

所以，任何食物补还是不补，一定要看食物的属性，而不是根据颜色来决定。

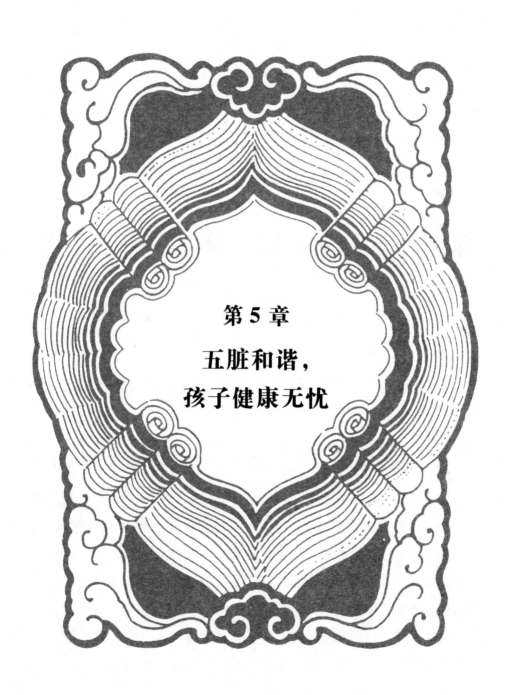

第 5 章

五脏和谐，
孩子健康无忧

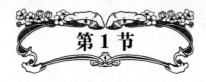

第 1 节

保护好孩子身体的"君主"——心脏

心为"君主之官"，君安孩子才能体健

《黄帝内经》把人体的五脏六腑命名为十二官，其中心脏为君主之官，它是这样描述心脏的："心者，君主之官。神明出焉。故主明则下安，主不明，则一十二官危。"君主，是古代国家元首的称谓，有统帅、高于一切的意思，是一个国家的最高统治者，是全体国民的主宰者。把心称为君主，就是肯定了心在五脏六腑中的重要性，心是脏腑中最重要的器官。

那么，孩子应该如何来养心呢？具体来说，当注意以下几点：

1. 饮食要合理

平时的饮食宜清淡、少盐、少糖，多摄入一些蛋白质，少吃脂肪类的食物，我们一天摄入的胆固醇含量不要太多，爱吃鸡蛋的吃一个就足够了，切不可多吃。另外，平时多吃些粗制的食物，对心脏也是有好处的，特别是心脏不好的孩子，尽量给他吃些胚芽没有被加工掉的粮食，如全麦、燕麦、糙米等，这些食物都是心脏的"守护神"。

2. 坚持午睡

午时为心经当令的时间，此时孩子最好的养心方法就是午睡。不过午睡也有讲究：一般午饭后最好先让孩子轻微活动 15 分钟再入睡；同时，不能让孩子午睡时间过长，大约半个小时左右就可以了；另外，午睡时以平躺姿势为好。

3. 每天及时补水

在中医理论中"心主血"，而血的主要成分即为水，水不足则心脏必然受损。因此，每天一定要给孩子补充足够的水，而且要多喝凉白开水，不能用饮料代替饮水，因为饮料中含有糖分，含糖越多，渗透压也越高，越不容易为细胞吸收，容易引起体内缺水，这也是饮料不如水解渴的原因。

4. 夏季养心不贪凉

《黄帝内经》中说："此夏气之应，养长之道也。逆之则伤心，秋为痎疟，冬至重病。"可见夏季养心至关重要。而在夏季养心，尤其要注意别贪凉。因为夏季天气炎热，出汗较多，毛孔处于开放的状态，这时机体最易受外邪侵袭，如果只顾眼前舒服，过于避热趋凉，如吃冷饮、穿露脐装、露天乘凉过夜、用凉水洗脚，这些都易导致中气内虚，暑热和风寒等外邪乘虚而入。

5. 适度运动

运动不仅可以通过降血脂、降血压等方式降低患心脏病的危险，还可直接改善血管功能，所以孩子每天应保证30分钟的运动，在空闲的时候也可以到郊外去呼吸新鲜空气，伸展一下筋骨，这对心脏非常有益。但是不宜让孩子过早进行肌肉负重锻炼，否则会使心壁肌肉过早增厚，不利于心肺功能的正常发育。

用透明的食物来补养孩子的心脏

透明的食物是补养心脏的佳品。

最常见的透明食物是夏天吃的凉粉，现吃现拌，味道不错。凉粉的品种很多，比如绿豆凉粉，蚕豆凉粉，地瓜凉粉等，即可凉拌，又可清炒，是夏日养心不可缺少的美味佳肴。

藕粉和何首乌粉也是不错的补心食物，可取适量的藕粉放在碗里，加少许水调和，然后用开水冲开即可。藕粉可以作为日常的调养制品，既便宜又方便。

另外，还可以用藕粉做成各种食物，比如甜点，也算得上餐桌上的一道风景。透明的食品还有西米，父母可经常为孩子煮食。

荷叶不仅祛火，还是孩子养心佳品

中医认为，荷叶味苦，性平，归肝、脾、胃经，有清热解暑、生发清阳、凉血止血的功用，鲜品、干品均可入药，常用于治疗暑热烦渴、暑湿泄泻、脾虚泄泻以及血热引起的各种出血症，更是养心佳品。

父母用荷叶入馔可制作出时令佳肴，如取鲜嫩碧绿的荷叶，用开水略烫后，用来包鸡、包肉，蒸给孩子食用，清香可口可增强孩子的食欲。

夏天的时候，父母也可以用荷叶来给孩子制作夏季解暑饮料，比如荷叶粥，取新鲜荷叶一张，洗净煎汤，再用荷叶汤与大米或绿豆共同煮成稀粥，可加少许冰糖，碧绿馨香、清爽可口，可助孩子解暑生津。荷叶粥不但可解孩子暑热，对头昏脑涨、胸闷烦渴、小便短赤等症也有治疗效果。

如果你的孩子偏肥胖的话，你还可以用荷叶帮他减肥，方法是除了经常给他喝点荷叶粥外，还可以每日单用荷叶9克或鲜荷叶30克左右，再稍稍放点山楂、决明子泡水同饮，会起到很好的减肥、降脂、降压效果。

另外，炎热的夏季孩子很容易生痱子，这时，父母可以取荷叶适量，洗净，加水煮半小时，冷却后用来给孩子洗澡，不仅可以防止孩子起痱子，还能滋润孩子的皮肤。

育儿小贴士

荷花除了具备观赏效果外，还有不少药用效果，可谓全身是宝。下面我们就为大家简单介绍一下：

1. 莲子有补脾益肾、养心安神的作用，可煮粥食用。

2. 藕具有清热生津、凉血散淤的作用。

3. 藕粉是幼儿的滋补食品，开胃健脾，容易消化。

4. 藕节具有止血消淤的作用，可取鲜品 30～60 克，捣烂后用温开水给孩子送服。

5. 莲蓬具有化淤止血的作用，可用于治疗尿血等出血症，取 5～9 克，煎服。

6. 莲须具有固肾涩精的作用，可用于治疗尿频等，取 3～5 克代茶饮或煎服。

孩子郁闷、烦躁，去心火，苦瓜是味良药

心为君主之官，所以心火也叫君火，这一点朱丹溪在"相火论中"也有提到："火有君、相之分。"

心对于人体，如同君主在国中处于主宰地位，心火也是如此，统领着其他各脏器的"火"。如果心火保持在正常的范围内，那么脏腑就会顺安，人体阴阳平衡，身体健康。而如果孩子心火过旺，那么相火也就不再听从指挥，便会妄动，使得孩子的精气易耗易损，疾病也就接踵而至。所以父母要帮助孩子去心火。

苦瓜营养丰富，具有除邪热，解劳乏，清心明目的功效，经常食用可以去心火，增强孩子的免疫力。

《随息居饮食谱》载："苦瓜青则苦寒，涤热、明目、清心。可酱可腌，鲜时烧肉先瀹去苦味，虽盛夏肉汁能凝，中寒者勿食。熟则色赤，味甘性平，养血滋甘，润脾补肾。"

苦瓜可烹调成多种风味菜肴，可以切丝，切片，切块，作佐料或单独入肴，一经炒、炖、蒸、煮，就成了风味各异的佳肴。如把苦瓜横切成圈，酿以肉糜，用蒜头、豆豉同煮，鲜脆清香。

我国各地的苦瓜名菜不少，如青椒炒苦瓜、酱烧苦瓜、干煸苦瓜、苦瓜烧肉、泡酸苦瓜、苦瓜炖牛肉、苦瓜炖黄鱼等，都色美味鲜，有生津醒脑、祛除心火的作用，多吃苦瓜对祛除孩子心火有非常显著的疗效。

另外，心主神志，心火过旺，孩子就会变现出烦躁不安、易怒等

症状。

　　元代名医朱丹溪说"盖相火藏于肝肾阴分，君火不妄动，相火唯禀命守位而已，焉有燔灼之虐焰，飞走之狂势也哉"，要防止相火妄动就要"正心、收心、养心"，保持精神安静内守。

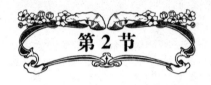

孩子的健康全靠肝胆相照

中医如何解释"肝胆相照"

"肝胆相照"这一成语，比喻以真心相见。其实这在中医里也很有讲究，《黄帝内经》中说："肝者，将军之官，谋虑出焉。胆者，中正之官，决断出焉。"足厥阴肝经在里，负责谋虑；足少阳胆经在表，负责决断。只有肝经和胆经相表里，肝胆相照，一个人的健康才有保证。打个比方，一个民族要想兴旺发达，也需要"肝"（谋略之才）和"胆"（决断之才）相表里，肝胆相照。历史上"房谋杜断"的故事就证明了这一点，房玄龄好比是大唐的肝，他善谋略，精于管理日常政务；杜如晦好比是大唐的胆，他临危有方，善于决断。正是房、杜二人的肝胆相照，才成就了"贞观之治"。

虽然负责谋略和决断的是心，但心是"君主之官"，负责全局，具体的工作则交给肝和胆。肝和胆的谋虑和决断又不同于心。中医的心包括心和脑，心和脑的谋虑和决断主要在思维和意识之中，它是理性的；而肝与胆的谋虑和决断主要在潜意识中，它是感性的，是本能的。一个人胆小就是胆小，你很难让他通过理性思考变得胆大起来。但如果你让他的肝和胆发生一点变化，他的胆子就会本能地大起来。

常言道"酒壮人胆"，酒精进入人体之后，首先影响的是肝，肝与胆相表里，肝又影响到胆，肝与胆发生了变化，人的谋虑和决断自然会发生变化。

改变肝胆会影响人的谋虑和决断；反之，人的谋虑和决断也会对肝和胆造成影响。一个人长期谋虑不决，就会使肝胆受损，这也成为某些疾病的诱因。

日常生活中，按摩日月穴和风池穴对疏肝利胆很有好处。日月穴在乳头之下，人的第七根肋骨间隙，它是胆经上的募穴，足少阳经、足太阴经在这里交会，按摩它可起到疏肝利胆的功效。风池穴在颈部耳后发际下凹窝内，它是足少阳经与阳维脉的交会穴，按摩它可以疏风清热、明目开窍。

肝为将军之官，总领孩子的健康全局

肝脏相当于一个国家的将军，将军主管军队，是力量的象征。清代医学家周学海在《读医随笔》中说："医者善于调肝，乃善治百病。"由此，父母可以看出肝对孩子健康具有总领全局的重要意义。

肝脏的生理特征和功能归纳起来主要有以下三方面：

1. 肝主疏泄

疏泄，即传输、疏通、发泄。肝脏属木，主生发。它把人体内部的气机生发、疏泄出来，使气息畅通无阻。气机如果得不到疏泄，就是"气闭"，气闭就会引起很多的病理变化，譬如出现水肿、淤血、女子闭经等。肝则可以起到疏泄气机的功能，如果肝气郁结，就要疏肝理气。此外，肝还有疏泄情志的功能。人都有七情六欲，也就是喜、怒、哀、乐这些情绪。这些情志的抒发也靠肝脏。肝还疏泄"水谷精微"，就是孩子吃进去的食物变成营养物质，肝把它们传输到全身。

2. 肝藏血

肝脏有贮藏、调节全身血量的作用。当人体活动的时候，机体的血流量增加，肝脏就排出贮藏的血液，以供机体活动的需要；当人体在休息和睡眠时，机体需要血液量减少，多余的血液则贮藏于肝脏。故《黄帝内经》有"人卧血归肝"之说。肝藏血还表现在调整月经方面，血液除了供应机体的营养需要外，其余部分，在女孩子则下注血海成为月经，因此女孩子月经正常与否，与肝藏血、司血海的功能密切相关，肝有血海之称，妇科有女子以肝为先天之说。若肝血不足，血液不溶筋则肢体麻木；血虚生风则头摇震颤；若藏血障碍，还可出现衄血、呕血、月经量过多等症。

3. 肝主筋膜

筋膜，就是人体上的韧带、肌腱、筋膜和关节。筋性坚韧刚劲，对骨节肌肉等运动器官有约束和保护作用。筋膜正常的屈伸运动，需要肝血的濡养。肝血充足则筋力劲强，使肢体的筋和筋膜得到充分的濡养，肢体关节才能运动灵活，强健有力；肝血虚衰亏损，不能供给筋和筋膜以充足的营养，那么筋的活动能力就会减退，筋力疲惫，屈伸困难。肝体阴而用阳，所以筋的功能与肝阴肝血的关系尤为密切。许多筋的病变都与肝的功能有关。如肝血不足，血不养筋，或者热邪炽盛烧伤了肝的阴血，就会引起肝风内动，发生肢体麻木、屈伸不利、筋脉拘急，严重者会出现四肢抽搐、牙关紧闭、手足震颤、角弓反张等症状。

正是由于肝脏具有如此重要的作用，因此一旦出现问题，便会严重影响孩子其他器官的健康。中医认为，人体的许多常见疾病都与肝脏的功能失常有关：

（1）"肝开窍于目"。肝的精气充足，眼睛明亮，黑白清晰，炯炯有神。如果肝火上延，可见双目肿赤；肝虚，则双目干涩、视物不清，重则患青光眼、白内障、视网膜脱落等症。

（2）"肝主筋，其华在爪"。肝的精气充足，方能养筋，筋壮，肢体灵活自如，指甲丰满、光洁、透明，呈粉色；肝虚，筋气不舒，活动迟钝，指甲脆弱，凹陷，不透明，缺少血色。

（3）"肝气条达，心平气和"。肝气条达顺畅，人的精力旺盛，心平气和，与人交往亲和友善。如果肝淤气滞，则易生怒火，目光凶灼，脸呈绛色，体内臭气鼓胀，不愿听人讲话。

（4）"肝阴足，血气旺"。肝阴，包括血液和全身筋与肌肉运动时所需要的润滑液。肝阴足，身体轻松，内心自信，不温不火；肝阴虚，则会头晕眼花，迎风流泪，腰膝酸软，筋张弛不利，失眠多梦，惊恐不安，烦躁、爱哭，在女性则会表现为过早闭经或经血不止。

总之，肝脏统领健康全局，孩子的肝脏出了问题其他器官就会跟着"倒霉"，所以父母必须要加强对孩子肝脏的护养。

养肝最忌发怒，要让孩子保持情绪稳定

快乐可以增加肝血流量，活化肝细胞。而怒气不仅伤肝，也是古代养生家最忌讳的一种情绪："怒气一发，则气逆而不顺。"肝为"将军之官"，而将军动怒肯定不是什么好事，因此，在平时应尽量保持稳定的情绪。

动不动就想发脾气的人，在中医里被归类为"肝火上炎"，意指肝管辖范围的自律神经出了问题。在治疗上，一般会用龙胆泻肝汤来平肝熄火。透过发泄和转移，也可使怒气消除，保持精神愉快。新的科学研究显示，光是想到一些好玩的、有趣的事，这样的念头，也会促使脑内分泌更多使身心愉悦的化学物质。

肝疏泄气机、疏泄情志。如果一个人经常发怒，肯定会影响到肝。当肝气郁结时，人就容易感觉郁闷，忧郁症就会接踵而至。因此应该注意保持情绪稳定，遇事不要太激动，尤其不能动怒，否则对肝脏损伤会很大。

另外，如果肝气过旺的话，容易诱发高血压病。所以，高血压病患者一定要注意保养肝气，保持情绪稳定，保持一种平和的心态。心脑血管疾病患者，平时应注重保养肝气，如果好激动，爱发火，就很容易诱发脑卒中、脑梗死。如果情绪不稳定又有肝气虚的情况，就会引起虚脱。

因此，保持情绪的稳定是养肝的重中之重。

哪些食物最适合为孩子养肝

　　父母给孩子养护肝脏，最重要的是饮食要清淡，尽量让孩子少吃或不吃辛辣、刺激性食物，这些食物会损伤肝气，直接影响到肝。如生姜、辣椒这些食物要尽量少给孩子吃。要让孩子多吃新鲜蔬菜、水果；避免让孩子养成暴饮暴食或饥饱不匀的坏习惯。帮孩子养肝血，则可以让他吃枸杞、当归、阿胶这些东西。

　　春气通肝，春季易使肝旺。肝开窍明目，如果肝血不足，则易使两目干涩，视物昏花。中医有一句话："春令进补有诀窍，养肝明目是首要。"丹参黄豆汤是养肝的不错选择，即把丹参洗净放砂锅中，黄豆洗净用凉水浸泡 1 小时，捞出倒入锅内加水适量煲汤，至黄豆烂，拣出丹参，加蜂蜜调味更好。当然猪肝枸杞子汤和枸杞红枣鸡蛋汤效果也不错。

　　养肝还有一条很重要的原则，就是多饮水、少饮酒。因为肝脏代谢酒精的能力是有限的，所以多喝酒必伤肝，当然，父母也不应该让孩子饮酒。同时父母要保持孩子五味不偏，食物中的蛋白质、碳水化合物、脂肪、维生素、矿物质等要保持相应的比例，使孩子营养摄入均衡。

孩子过度疲劳会给肝脏带来损伤

你的孩子是否在平时经常熬夜做作业，过度娱乐，然后再利用周末进行补觉，却感觉自己怎么都睡不够，如果你的回答是肯定的，那么身为父母的你就要小心了，因为这很可能是孩子的肝脏在向其发出"过劳"的抗议信号。

疲劳其实是我们身体发出的正常警讯，适度的疲劳是在提醒我们晚上应该舒舒服服地躺到床上，好好睡一觉以储备明天的能量。至于较长期的疲劳感，甚至睡很久还是觉得全身乏力，就有可能是肝脏受到了损伤。

中医认为，丑时（夜里 1~3 点）是肝脏进行修复的时间段，这个时间段孩子如果不休息，就会导致肝血流量的减少，直接影响肝脏的营养以及氧气的供给，导致人体的免疫力下降，而且一些原来已经受损的肝细胞也会难于修复并加剧恶化，威胁孩子的生命。这就要求父母从孩子的日常作息以及生活态度着手，避免孩子因过度疲劳而损害健康。

（1）睡眠一定要充足，每天至少保证 8 小时的睡眠。

（2）调整学习心态，不要过度追求完美，量力而行地制订学习计划。

（3）积极进行体育锻炼，学会释放压力，培养多种兴趣爱好。

（4）保持良好的人际关系，多与朋友、家人交流、沟通。

（5）适时补充一些有益于肝脏健康的食物。

孩子患胆病多是不良习惯引起的

胆病主要是指胆囊炎和胆结石，致病的原因大多是不良的生活习惯。例如，孩子经常不吃早餐，会使胆汁中胆酸含量减少，胆汁浓缩，胆囊中形成结石。另外，晚饭后孩子常躺着看电视，饭后立即睡觉，晚餐摄入高脂肪等，也会使孩子胃内食物消化和排空缓慢，食物的不断刺激又引起胆汁大量分泌，这时由于孩子处于仰卧或半仰卧，便会发生胆汁引流不畅，在胆管内淤积，导致形成结石。如果孩子经常吃甜食，过量的糖分会刺激胰岛素的分泌，使糖原和脂肪合成增加，同时胆固醇合成与积累也增加，造成胆汁内胆固醇增加，易导致胆结石。

因此，日常饮食应限制高胆固醇食物，多吃植物纤维类、富含维生素的食物；饮食以温热为宜，以利胆管平滑肌松弛，胆汁排泄；少量多次喝水可加快血液循环，促进胆汁排出，预防胆汁淤滞，利于消炎排石。

所以，父母在生活习惯上须严格要求孩子，不要让孩子随心所欲，起居要有常，饮食要科学合理，睡眠要充足。

胆道蛔虫病会让孩子钻心地痛

蛔虫是寄生在人体内最为常见的虫体之一，它虽然通常作祟于人的肠腔，但它还有一个癖性，就是嗜好钻孔，且喜碱恶酸。当蛔虫寄生的环境发生改变，如过饥、受寒、高热、腹泻、驱蛔药使用不当时，它就会乘胆总管及括约肌由于炎症、结石等功能失常处于松弛之时"逆流而上"，钻入人体的胆道。这时就会引起发作性的上腹剧烈绞痛，并成为外科中常见的急腹症之一。

胆道蛔虫病之所以称之为急腹症，一是因为它来势急骤，患者往往在毫无预感的情况下突然发生上腹"钻顶"样疼痛；二是疼痛剧烈，甚如锥刺刀绞，病人常抱腹屈膝，俯卧床上，辗转不安，面色苍白，大汗淋漓，呻吟不止。腹痛后不久，病人常会出现恶心、呕吐的症状，严重者甚至可吐出胆汁及蛔虫。另外，这种腹痛常是时作时休，虽然剧痛时难以忍受，但间歇期间患者又静如常人。经查时，腹部平软，压痛轻微。

孩子患上此病后，父母既不要惊慌，也不要麻痹，应积极治疗，早期经非手术疗法，一般可以治愈。若一周以上仍不能缓解者，可考虑手术疗法，但这种疗法仅属于少数人。